T0197439

Los Aceites
Esenciales

La Perfecta Medicina de la Naturaleza

Martha Sánchez Llambí

BALBOA.
PRESS
A DIVISION OF HAY HOUSE

Puede hacer pedidos de libros de Balboa Press en
librerías o poniéndose en contacto con:

Balboa Press
Una División de Hay House
1663 Liberty Drive
Bloomington, IN 47403
www.balboapress.com
1 (877) 407-4847

ISBN: 978-1-5043-5391-5 (tapa blanda)
ISBN: 978-1-5043-5392-2 (tapa dura)
ISBN: 978-1-5043-5393-9 (libro electrónico)

Número de Control de la Biblioteca del Congreso: 2016904657

Información sobre impresión disponible en la última página.

Fecha de revisión de Balboa Press: 03/31/2016

Dedicatoria

Dedico este libro a todos los jóvenes estudiantes que inician su carrera de Medicina. Mi intención es que no sólo sea un documento de referencia, sino una amable invitación a ese reino especial que nos ha regalado la Naturaleza: el mundo de los aceites esenciales.

Si están abiertos al hecho de que en la vida siempre hay opciones, y que la alternativa de la medicina natural es segura, entonces se verán recompensados al confirmar el perfecto equilibrio que aportan los componentes químicos de todos los aceites esenciales a cada órgano, a cada sistema del cuerpo humano que estudiarán durante su carrera universitaria.

Por una parte, tendrán la oportunidad de convertirse en entusiastas investigadores emulando a aquellos cuya labor quedó asentada en los anales de la historia de la humanidad, como fueron Teofrasto, Plinio el Viejo, Galileo, Kepler, Descartes, Nicholas Culpeper, Jungius o Linneo. Seguidos más tarde por individuos de la talla de Charles Darwin a quien podemos agradecer su constancia en la investigación del mundo animal y vegetal, o profesionales en el uso fragante de los aceites esenciales. Lo anterior nos lleva, ciertamente, hasta René-Maurice Gattefossé, quien nos dio la pauta tras su sorprendente descubrimiento sobre las amplias propiedades del aceite esencial de lavanda.

Si cada estudiante de medicina toma la decisión de viajar por el perfecto e impactante mundo de los aceites esenciales tendrá las mejores herramientas para aliviar numerosas alteraciones físicas, incluyendo enfermedades que se habían considerado incurables hasta ahora.

Es a ellos, y a toda persona interesada en utilizar las bondades que nos brinda la Naturaleza, a quienes dedico este compendio, por mi gran amor a las plantas, porque agradezco profundamente el hecho de poder contar con tan impactante sabiduría.

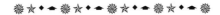

Agradecimientos

Quiero honrar a mis maestros y colegas de Aromaterapia por su dedicación al estudio de los aceites esenciales. A todos ellos mi agradecimiento y mi afecto. Hace veinticinco años inicié este viaje, el cual considero una de las mejores alternativas que tenemos los seres humanos para mantenernos saludables.

Gracias a Michael Scholes aprendí a usar los aceites esenciales todos los días, según la necesidad particular o simplemente para elevar mi espíritu, para darme serenidad, para otorgarme una noche de sueño reparador. Nació una hermosa amistad con Enrique Sanz Bascuñana, sensible catalán quien hizo acto de presencia para el Primer Congreso Internacional de Aromaterapia, invitado por Conie Bastar y por mí. Conie es una queridísima amiga, fundadora del Instituto Mexicano de Aromaterapia, con quien he disfrutado años de investigación y prácticas en el uso de aceites esenciales.

Jane Buckle, Doreen Peterson, Jeanne Rose, Nelly Grosjean, Gabriel Mojay, Ron Guba y Mónica Diana Romero Márquez son algunos de los conferencistas e investigadores científicos con quienes he tenido oportunidad de dialogar en esta aventura de aprendizaje que no termina nunca, afortunadamente.

Todos los días surgen nuevos descubrimientos dentro del reino vegetal, por lo tanto, tenemos la fortuna de conocer y probar otros aceites esenciales, cuyas propiedades ayudan al ser humano a gozar de excelente salud física, mental y emocional.

A todos ellos y a muchos más, mi eterna gratitud.

Mi profundo agradecimiento para mi sobrina Angie por su apoyo al asistirme en la organización de algunos textos de este libro y lectura final. Su compañía ha sido una fresca brisa en mis horas de trabajo.

LOS ACEITES ESENCIALES
En el Hogar y la Oficina
El mejor botiquín de Viaje

Encontrarás en este libro la descripción de más de noventa aceites esenciales y sus propiedades. En la Segunda Parte tienes un listado de alteraciones físicas y emocionales con los aceites esenciales apropiados para aliviar cada molestia o enfermedad. En la Tercera Parte cuentas con fórmulas y mezclas apropiadas para el uso de estos aceites.

Considéralo como un compendio de consulta.

Prólogo

Todo empezó aquel día cuando, con mis cinco o seis años, descubrí una minúscula flor escondida entre la pequeña jungla. Dada mi estatura, me encontraba muy cerca del césped, así que pude observar largas filas de hormigas que subían y bajaban por aquel verdor y también, cómo se levantaban las hojas del pasto después de haber sido aplastadas por los zapatos de las personas que iban delante de mí, incluyendo a mi padre.

La flor en cuestión era una especie de margarita con pétalos azules y el centro amarillo. En verdad me asombré ante tanta perfección, aquel diseño de la naturaleza que me llenaba de ternura. Fue una gran lección que quedó impresa en mi memoria. Así fue como inicié mi viaje por el reino vegetal. Mi curiosidad me llevaba a aprender el nombre de las plantas, sobre todo las aromáticas que eran agregadas a los guisos en casa. Con los años, mi gusto por la gastronomía fue creciendo, al igual que crecía el número de libros en mi biblioteca, los cuales llenaron varios estantes en aquella sección cerca de mi cocina. Se dividían en dos temas: cocinas del mundo y las plantas medicinales.

Nunca he dejado de estudiar el reino vegetal, porque amo las plantas y uno de mis grandes placeres es cultivarlas. Después de tomar un diplomado sobre herbolaria (fitomedicina) escribí mi primer libro: "Pequeñas Plantas, Grandes Amigas". Creo firmemente que el ser humano tiene la maravillosa oportunidad de aprender en cualquier etapa de su vida, sin importar la edad. Por ende, amplié mis conocimientos con cursos sobre aromaterapia.

Cuando entras al mundo de los aceites esenciales es porque intuyes que hay tesoros insospechados que sólo harán acto de presencia si das ese paso al vacío, en total confianza, para probarlos directamente en tu cuerpo. Ese es el único modo de conocer sus enormes virtudes.

Por lo tanto, mi vida tomó un giro inesperado el día que empecé el estudio de los aceites esenciales. Desde niña sabía que existen extractos naturales que han sido utilizados durante siglos para ciertos medicamentos, como aquel jarabe para la tos que mi abuelita tomaba todos los días para aliviar las molestias de un asma emotivo y, más tarde, enfisema pulmonar. Siempre tuve curiosidad por saber lo que contenían algunos medicamentos destinados a aliviar el dolor causado por golpes o caídas. Las etiquetas decían, por ejemplo, *mentol* y eso me sonaba a "menta" entonces debía ser bueno, También me fijaba en los ingredientes de alguna crema para las manos, y apreciaba el hecho que incluyera aceite de rosas o de lavanda. Por lo tanto, suavizar mis manos con esa crema perfumada ya era un regalo porque sabía que me iba a hacer bien.

Cuando integré mis conocimientos de masoterapia al uso de aceites esenciales, disfruté al máximo esa capacidad de brindar salud y una sensación de relajado bienestar a la persona a quien le estaba dando un masaje. Sabemos que la masoterapia se define como el uso de distintas técnicas de masaje con fines terapéuticos, para el tratamiento de enfermedades y lesiones comprendidas dentro de la fisioterapia.

Convencida de la capacidad que tienen los aceites esenciales para influenciar -mediante sus componentes químicos- cualquier sistema del organismo humano, en 1999 viajé a San Luis Missouri en los Estados Unidos para asistir a una convención de la Asociación Nacional para la Aromaterapia Holística (NAHA National Association for Holistic Aromatherapy). El grupo de médicos e investigadores en terapias naturales nos brindó a los asistentes la oportunidad de profundizar en el uso de estos fragantes elementos. Varios aromatólogos que habían sido invitados a la reunión, presentaron sus libros, algunos de los cuales me apresuré a adquirir. Mi amiga Conie Bastar y yo aprovechamos el viaje para hacernos socias de NAHA.

Conie estaba ya introduciendo aceites esenciales en sus productos cosméticos y terapéuticos. Durante el vuelo de regreso al Distrito Federal, tomamos la decisión de crear una agrupación dedicada al estudio de los aceites esenciales; poco después nació AMIPA (Asociación Mexicana para la Investigación y Práctica de la Aromaterapia). Un grupo de amigos y colegas se integraron a AMIPA y juntos organizamos el Primer Congreso Internacional de Aromaterapia en México que tuvo lugar en 2001. A partir de ese evento, Conie estableció ante la Secretaría de Salud la necesidad de dar a conocer los beneficios de los aceites esenciales, a nivel académico. Fueron largos años de lucha por parte de ella y rechazo por parte del gobierno. Finalmente, el uso de los aceites esenciales está siendo aceptado como una inigualable opción terapéutica.

Se puede decir que la historia de los aceites esenciales en Occidente empieza a partir de las experiencias de René Maurice Gattefossé (perfumista francés) quien en 1910, tras sufrir quemaduras por una explosión en su laboratorio, utilizó como primeros auxilios el aceite esencial de lavanda. Pudo constatar (al bañar literalmente sus manos con este aceite) que no tuvo lesiones, se detuvo la irritación y no aparecieron vejigas en su piel. El alivio fue casi inmediato. Por lo tanto, inició un estudio más profundo en el tema de los beneficios que tanto humanos como algunas especies del reino animal pueden recibir. Sus investigaciones representan la base para la gran transformación que ocurrió años después cuando las universidades y escuelas de medicina, en algunos países europeos, agregaron el estudio de éstos como materia académica. Esta aceptación viajó a Estados Unidos y Canadá, países que poco a poco han ido integrando los aceites esenciales dentro de las modalidades terapéuticas.

Una excelente costumbre puede ser elegir cada día un aceite diferente, según nuestro estado de ánimo o según el efecto que queramos disfrutar en las horas de trabajo. Aunque la aromaterapia no es algo nuevo, la ciencia que la rodea recibe ahora el nombre de **psiconeuroinmunología**. Este vocablo significa: el estudio de cómo las experiencias del ser humano, buenas y malas, afectan su salud y su ser interno. En otras palabras, podemos utilizar los aceites esenciales todos los días, para aumentar nuestra vitalidad y hasta tener un punto de vista diferente respecto de nuestra vida.

Con el tiempo, me he convencido del impacto en mi cuerpo al utilizar aceites esenciales todos los días. Una gota de menta o jengibre sobre el vientre alivia un malestar estomacal. Si aparece un ruido en mi oído o la sensación de sordera, aplico una gota de Helichrysum alrededor del lóbulo de la oreja y al poco rato la molestia desaparece. Si me siento nerviosa porque tengo mucho trabajo, apliqué en mi nuca y cuello una mezcla de aceite esencial de lavanda con litsea cubeba o lemongrás con rosa damascena; el efecto es inmediato, disfruto una sensación de tranquilidad y equilibrio. Puede sucederme que una mañana, al despertar, aparezca un dolor de rodilla, porque el clima está cambiando, y la humedad por las lluvias me causa frío, entonces aplico un poco de crema neutra mezclada con aceites analgésicos. Si hay una amenaza de catarro o tos, aplico unas gotas de eucalipto o ravensara en mi pecho. Y cuando todo está bien, y el día promete ser soleado y divertido, de todas formas elijo algún aceite esencial fragante para realzar esa sensación de bienestar y de armonía con la vida. Tú puedes hacer lo mismo, experimenta con una o dos gotas sobre tus muñecas o en el doblez del codo, o en la nuca. Elige el aroma de una davana, limón, lavanda o litsea; también incienso o sándalo, si vas a meditar.

Cuando aceptas que todas las plantas tienen integrado su propio botiquín de primeros auxilios corriendo por sus venas (viajando desde la raíz hasta el follaje externo, flores, frutos y semillas), y que esos componentes químicos las protegen contra plagas y las nutren para que se reproduzcan vigorosas, entonces comprenderás la maravilla natural que tenemos los seres humanos para fortalecernos y para armonizar nuestro cuerpo, física y emocionalmente.

Martha Sánchez Llambí
Ciudad de México, noviembre 2015

Introducción

*"La capacidad de los aceites esenciales para neutralizar
los gérmenes es, hoy día, un hecho indiscutible."*

L'Aromathérapie Exactement por Dr. Penoël

Después de casi tres décadas de profunda relación con los aceites esenciales, es un placer y un honor presentarte este trabajo. Poco a poco, miles de individuos se han convencido de la capacidad curativa y la energía que la Naturaleza ha conferido a las plantas, para que ellas mismas se nutran y se curen, combatiendo plagas y desastres ambientales. A su vez, son sus aceites esenciales los que aportan beneficios al ser humano, tanto en el cuerpo físico, como en nuestras emociones y nuestra conexión espiritual.

Siendo que el futuro es simplemente cualquier idea o cosa que tú quieras crear, toda nueva información tiene la capacidad de abrir otra ventana a tu acervo de conocimientos, y éstos te colman de sabiduría.

Creo firmemente que todos venimos a esta vida con un poderoso bagaje de sabiduría, que es preciso conservar en nuestro estado de alerta, ya que éste nos da siempre la clave para resolver prácticamente cualquier situación.

Los investigadores médicos nos indican que nunca como ahora ha habido una proliferación tan desmedida de virus. Nuestro medio ambiente, nuestro hogar y nuestro cuerpo están siendo invadidos por el surgimiento de millones de microorganismos tóxicos.

Es quizás el uso excesivo de antibióticos lo que ha producido esta invasión, junto con mutaciones debidas a la contaminación. Por ello, resulta imperioso tomar las debidas precauciones. Es aquí y ahora cuando es conveniente, y a todas luces recomendable, el uso de aceites esenciales. Ellos poseen la fuerza natural para mantenernos sanos, y para conservar limpio nuestro ambiente común en hogares y lugares de trabajo.

Es triste constatar que, en lugar de vivir rodeados de lo que llamamos una *biodiversidad natural*, ahora estamos siendo agredidos por verdaderos ejércitos de microorganismos que desequilibran las funciones normales de nuestro cuerpo. El mundo entero vive en medio de contaminantes tóxicos que es preciso erradicar.

Los análisis respecto de los aceites esenciales, al igual que infinidad de estudios honestos efectuados por investigadores que han dedicado su vida a descubrir las maravillas que ofrece la Naturaleza, han tenido detractores implacables. En otras palabras, el ser humano, cuando carece de curiosidad por las cosas que le rodean, cuando es víctima de un sistema de creencias limitante, reacciona cegado por el miedo; este miedo acompaña a un ego que podría ser debilitado ante una verdad contundente, y no le quedaría más remedio que aceptar que lo que pensaba siempre puede ser modificado y mejorado, que puede ser ampliado con nuevos conceptos. En ese momento, el detractor desaparece y cobra vida el individuo cuya mente está dispuesta a aumentar sus conocimientos.

Dicho lo anterior, me permito ahora hacer una apología de los aceites esenciales. Te pido que recuerdes la primera vez que acercaste una rosa a tu nariz o que estrujaste entre tus manos infantiles las hojas de una planta olorosa que habitaba en aquel jardín. Esas hojas dejaron impregnados tus dedos de su peculiar aroma, y tu mamá te dijo que era el olor de la menta. Recuerda también aquella mañana, cuando, durante el recreo, le quitaste la piel a una naranja y tus dedos quedaron manchados por un líquido aceitoso, cuyo olor era penetrante, un olor que desde ese momento relacionarías como distintivo de una naranja. En aquel instante el aceite esencial quedó adherido a tus dedos. Ese aceite esencial pertenece al más impactante botiquín de remedios naturales que está a nuestro alcance.

¿EN DONDE SE LOCALIZAN LOS ACEITES ESENCIALES?

Los aceites esenciales se encuentran en distintas partes de la planta. Por ejemplo: los aceites de menta, hierbabuena y albahaca provienen de las hojas y tallos; el aceite de jengibre se extrae del rizoma, y el de rosa proviene de los pétalos. Otros aceites se producen a partir del fruto seco o semilla, como el anís y el cilantro. Algunos más se exprimen; es decir, se presiona la cáscara (piel) como sucede con todos los cítricos, y otros más, de la madera, como el cedro. De las agujas de los pinos se obtiene un aceite que beneficia el sistema respiratorio. Los árboles que producen resina nos regalan aceites preciosos de alta capacidad curativa, como el incienso y la mirra.

Con esto nos damos cuenta que un aceite esencial puede ser extraído de cualquier estructura anatómica vegetal. Algunas plantas producen más de un aceite esencial, como la naranja amarga (*Citrus aurantium var.amara)* ya que de sus flores se obtiene el *neroli* {nombrado en honor de una princesa en la región de Nerola, Italia, quien lo usaba como perfume; de las hojas del naranjo tenemos el *petitgrain* y de la cáscara de las naranjas sevillanas, el aceite de naranja {también *Citrus vulgaris o C. sinensis}*.

Los aceites esenciales son secretados y almacenados en estructuras especializadas de la planta. Todas las plantas miembros de la familia de la menta (salvia, romero, tomillo, albahaca) tienen dos tipos de glándulas epidérmicas. Miembros de la familia del laurel como la canela y la cassia tienen células especializadas.

Paracelso, el alquimista del siglo XVI, aseveró que las sustancias aromáticas contenían la quintaesencia de las plantas, a partir de la propuesta de los filósofos griegos, como estableció Aristóteles, quien habló de una *quinta essentia* y que ésta representaría la **esencia** de las cosas.

Las propiedades antibacteriales y antimicóticas de algunos aceites esenciales actúan en forma de mecanismo de defensa contra patógenos de la planta, e incluso ahuyentan insectos o animales destructores. Esto sucede con prácticamente todas las flores color naranja o amarillo intenso (caléndulas, ciertos crisantemos, algunas variedades de margarita, otras flores similares a las margaritas como los *tanaceto* y el *Phyrethrum*, de donde se extrae un insecticida natural (elementos llamados piretroides).

Antes de seguir adelante, me permito hacer una observación Importante: Para poder utilizar el nombre correcto de cada aceite esencial es preciso tomar nota de su clasificación científica. Los primeros taxónomos-botánicos, entre ellos el famoso sueco Carlos Linneo (1707 – 1778), a quien debemos la gran mayoría de las designaciones, establecieron dos palabras para describir a una planta. La primera habla de su nombre propio, por ejemplo: lavanda (*Lavandula)* o rosa o pino *(Pinus)* y se escribe siempre con mayúscula. La segunda palabra explica la variedad, la forma en que se distingue de otras plantas similares, o el hecho de haber sido registrada en laboratorio, etcétera. – En el caso de la rosa, la más importante es la rosa de Damasco, por lo tanto, la palabra en latín que se coloca después de Rosa es: *damascena - Rosa damascena*. En el pino, uno de ellos es *Pinus sylvestris* por ser un pino serrano, uno de los más comunes. En la naranja sería la designación *Citrus* (cítricos) y en seguida se agrega la variedad, por ejemplo *sinensis* porque proviene de la China. Para designar la toronja (pomelo) se estableció *Citrus paradisi;* y este nombre se origina en 1750 cuando un científico llega a la isla de Barbados y conoce este fruto que muchos consideraban prohibido pues no se atrevían a comerlo. Es por ello que se le bautizó con el vocablo descriptivo de *paradisi* (proveniente del Paraíso, por tanto, sagrado). Una variedad más de cítricos es la mandarina (*Citrus reticulata)*. El vocablo descriptivo *reticulata* proviene del latín "red de fibras o raíces" y podemos constatar que en su interior los gajos de la mandarina están separados por infinidad de hilos blancos que hacen más fácil poderlos desprender. En el caso del aceite de Ylang ylang, el nombre científico es *Cananga odorata* – éste último vocablo habla del intenso aroma que despiden las flores. Al encontrarnos con la palabra *officinalis* sabremos que se trata de un vocablo en latín que significa proveniente "del almacén" o "de la despensa"y se refiere a la habitación que tenían antiguamente todos los boticarios y los monjes en los monasterios en donde guardaban las plantas que iban deshidratando o que preparaban en maceraciones y tinturas. Las plantas que llevan esta designación tienen una larga historia de uso medicinal entre los pueblos occidentales. Algunos ejemplos son *Melissa officinalis, Calendula officinalis, Salvia officinalis.*

La segunda palabra siempre se escribe con minúscula. Y las dos palabras que determinan el nombre botánico de cualquier planta deben ir en cursivas (o itálica).

¿CÓMO PERCIBIMOS LAS FRAGANCIAS?

El sendero nervioso por el que viajan los mensajes fragantes es más directo que el que recorren los mensajes auditivos y visuales, por lo tanto, este canal olfativo evita muchos de los procesos del pensamiento que filtran y ajustan nuestras reacciones a lo que vemos y escuchamos. El mensaje fragante va primeramente al bulbo olfativo que selecciona los aromas complejos y distingue la fuerza y el tipo básico de fragancia, ya sea acre o dulce. Este mensaje -ya modificado- va hasta la amígdala, un órgano en forma de almendra localizado en la base del cerebro, que genera las asociaciones de la memoria y procede a hacer otro tipo de distinciones, como sería: seguro/peligroso, placentero/molesto. De ahí, el mensaje viaja hasta el hipotálamo, que es el regulador central de la actividad cardiaca y respiratoria, de la presión arterial, del apetito y muchos otros reflejos del organismo. El hipotálamo también dirige las actividades del sistema endocrino, cuyas glándulas controlan y responden a los cambios en la nutrición, el metabolismo, la temperatura corporal, la emoción y la sexualidad. Finalmente, el mensaje va hacia el tálamo, que a su vez lo distribuye a procesos más conscientes del pensamiento.

Mediante este proceso de transferencia de mensajes, el hecho de simplemente inhalar una fragancia puede estimular la liberación de hormonas que causan euforia, alivian el dolor, estimulan la respuesta sexual, calman la ira o el miedo, nos inducen al sueño o mitigan el estrés.

LA CUALIDAD ENERGÉTICA DE LOS ACEITES ESENCIALES

Los aceites esenciales entran en el capítulo de medicinas vibracionales por sus frecuencias. En 1992 una división independiente de la Universidad del Este en Washington (Taino Technology) construyó el primer monitor de frecuencias en el mundo. Taino determinó que el promedio de frecuencia en un cuerpo humano sano durante el día es de 62 a 69mhz. Cuando la frecuencia cae, el sistema inmunológico es afectado. Si la frecuencia baja a 58mhz aparecen la gripe y el catarro; en los 55mhz entran en acción enfermedades como la *Candida*; a los 42mhz aparece el cáncer. La máquina de Taino fue certificada como exacta al 100%.

Este estudio presenta una cuestión importante en relación a la frecuencia de las sustancias que comemos, que respiramos y absorbemos. Muchos contaminantes bajan la frecuencia óptima de salud. Los alimentos procesados o enlatados tienen una frecuencia de CERO. Las plantas deshidratadas poseen de 12 a 22mhz; y las plantas frescas de 20 a 27mhz. Un foco emite 60mhz de frecuencia *incoherente*.

Las frecuencias de los aceites esenciales empiezan a los 52mhz y pueden subir hasta 320mhz (que es la frecuencia del aceite de Rosa). Investigaciones clínicas mostraron que los aceites esenciales tienen la más alta frecuencia de cualquier sustancia natural conocida por el hombre, por lo tanto, tienen la capacidad de crear un medio ambiente en donde la enfermedad, las bacterias, los virus y los hongos NO pueden vivir.

Se descubrió que si la frecuencia de los lóbulos derecho e izquierdo del cerebro varía más de 3mhz se presenta un dolor de cabeza. Si la frecuencia varía más de 10mhz puede desarrollarse una migraña.

Como ayuda para lo anterior se preparó una fórmula a base de Helichrysum o Immortelle *(Helichrysum angustifolium)*, Manzanilla *(Matricaria recutita)* y Lavanda *(Lavandula angustifolia)* y a través de una simple inhalación se pudo equilibrar la frecuencia en la cabeza y regresar a la normalidad en tan solo unos segundos.

La herbolaria en Egipto empieza alrededor del año 3500 a.C. Cada planta era dedicada (sola o en grupos de plantas) a una deidad. Al consumir determinadas plantas se creía que la persona en realidad consumía el cuerpo del dios en su forma transformada. Si la planta era aromática entonces se decía que contenía energía espiritual. Otras plantas contenían la fuerza de la vida. Osiris era el dios de la vegetación. Sus seguidores aseguraban que comer plantas y beber vino mantenía sus vidas, y porque ambos eran la esencia de su dios éstas se convertían en una sola fuerza que los hacía vivir para siempre.

Los antiguos egipcios también creían que era importante deshidratar la planta puesto que al retirar el agua que la contenía eliminaban el elemento de deterioro. Ellos creían que el agua debilitaba o diluía el poder espiritual de la planta.

Sus creencias los llevaban a asegurar que la vida empezaba a partir de la nariz. Cualquier cosa que tenía olor tenía la fuerza de la vida. Por lo tanto, la fragancia se relacionaba con el poder divino. Y como algunas plantas son más olorosas al secarse, decían que era más rica en poder espiritual.

Los sacerdotes descubrieron que algún tipo de propiedades permitían a la grasa animal extraer el espíritu de la planta en su forma más pura. La grasa animal tenía la virtud de capturar e incorporar ese espíritu o el espíritu de la planta aceptaba abandonar ésta para unirse a la grasa animal.

De ahí que los egipcios crearan el sistema conocido más tarde en Francia como *"enfleurage"* es decir, el proceso de extraer un perfume mediante la utilización de grasas inodoras que absorben la exhalación de ciertas flores.

Cuando observaron que las plantas otorgaban a las grasas animales su espíritu, los egipcios descubrieron la primera forma de extraer aceites esenciales. A partir de ese momento empezaron a experimentar con aceites aromáticos para comprender todos sus poderes. Su descubrimiento los llevó más allá del conocimiento de las plantas que actualmente llamamos "herbolaria".

La práctica de aromaterapia requiere de un conocimiento profundo de la química del cuerpo, del sistema hormonal, y cómo trabajan el sistema nervioso y el cerebro. Durante la olfacción, la persona activa el sistema límbico del cerebro y esto provoca que el cerebro empiece a liberar sustancias especiales llamadas hormonas gonadotrópicas. Solamente son afectadas las células que necesitan ese aceite, en cualquier parte del cuerpo.

La palabra *perfume* nace en el siglo XII. Proviene del latín *per fumus,* es decir, "a través del humo". Por lo tanto, el perfume como hoy lo conocemos, penetra por nuestra nariz, viaja por todo nuestro sistema olfativo y llega al cerebro en donde sus moléculas y, por ende, sus propiedades benéficas, van a ser distribuidas por todo el organismo. El perfume que despide el aceite esencial extraído de los pétalos de las rosas o de la lavanda va a actuar de esta manera.

En las grandes ciudades del cercano Oriente los mercaderes se reunían en las plazas para intercambiar las diferentes hierbas y plantas que traían de regiones lejanas. Cuando había epidemias, pestes o enfermedades, lo que hacía la gente era quemar ciertas hierbas como el romero y el tomillo o la madera del sándalo, para poder limpiar y purificar el aire. Los aceites esenciales contienen las propiedades curativas propias de cada planta, por lo tanto, al utilizarlos mediante compresas o masajes corporales o por inhalación, el ser humano recibe esas propiedades. Un caso singular fue el de los ladrones, que penetraron en las casas en donde sus moradores ya habían fallecido a causa de la peste bubónica ocurrida en Europa en el siglo XIV. Ellos llenaban sus ropas con plantas de romero y tomillo o con puños de clavos de olor y trozos de canela que sabían que eran desinfectantes y así no se contagiaron, pudiendo robar cuanto quisieron.

Usos Terapéuticos

La piel es el órgano más grande del cuerpo. Contiene aproximadamente seis metros cuadrados, por eso es importante aplicar, frotar, o dar masaje en ciertas áreas para incorporar los aceites que van a darnos beneficios en todos nuestros sistemas: sistema respiratorio, circulatorio, endocrino, digestivo e inmunológico, así como el sistema nervioso. Debemos tener cuidado de mezclarlos debidamente. Hoy día, podemos obtener, a través de distribuidores certificados, aceites esenciales orgánicos y con calidad 100% terapéutica.

Los aceites esenciales son una gran opción en su condición de medicina alternativa y hasta preventiva ya que son estimulantes. La mayoría son bactericidas y antisépticos.

Los aceites esenciales penetran de la siguiente manera:

En forma oral: cuando el líquido es ingerido, su proceso es boca, estómago, intestino delgado, torrente sanguíneo, corazón, tejidos, hígado, páncreas, riñones, piel, vejiga, pulmones, órganos reproductivos y órganos de eliminación. Diríamos que esta es la cadena de absorción y asimilación; en especial, al llegar al flujo de sangre. Francia tiene una larga historia de utilización de los aceites esenciales por vía oral, sin embargo, esta aplicación tardó un poco más de tiempo para ser aceptada del todo en países como Inglaterra y Estados Unidos. Ahora, la ingesta de aceites esenciales debidamente recetados es más frecuente en esos y otros países de latinoamérica, como México. Se ha tenido que comprobar exhaustivamente el origen de los aceites (preferentemente de cultivos orgánicos), para hacer las debidas recomendaciones. Es fundamental que la persona que vaya a ingerir aceites esenciales tenga un amplio conocimiento de los mismos o sea apoyada por un profesional del ramo.

A través de la piel pasa rápidamente al tejido muscular y a las articulaciones, puesto que entra al torrente sanguíneo de inmediato. Esta es la forma más usual y relajante, sobretodo en técnicas de masaje.

Mediante inhalaciones de vapor, en hidroterapia y utilizando compresas: el aceite esencial va directamente al pulmón, a través de la nariz hipotálamo-hipófisis-cerebro. Existe la liberación neuroquímica y de hormonas que es donde empieza a funcionar la curación, ya que tiene efectos mentales y emocionales. Esta es una de las razones por las cuales la aromaterapia por inhalación tiene tan buenos resultados.

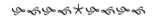

El proceso psico-espiritual

La enfermedad no es tal, es falta de comprensión respecto de quién eres y cómo deseas vivir

En esta ocasión me voy a permitir citar al Dr. Bruce Berkowsky, (quien hace algunos años me dio su consentimiento para traducir parte de su obra, en ocasión del Primer Congreso International de Aromaterapia que organizamos en México. Él no suele viajar, así que permitió que yo tradujera fragmentos de su libro. El Dr. Berkowsky (norteamericano) es gran investigador, homeópata y médico naturista, autor del libro La Fito-esencia Espiritual, en donde describe de manera prolija, las propiedades de los aceites esenciales en las emociones y en el ámbito espiritual de los seres humanos. Y nos ilustra explicando lo que es un *miasma*. Un *miasma* es el concepto homeopático de una modalidad de respuesta o predisposición para la enfermedad, transmitida de generación en generación bio energéticamente más que como el mecanismo genético aceptado por todos.

La palabra *miasma* se deriva del griego y significa mancha, contaminación o corrupción. El conocido homeópata George Vithoulkas se refiere al *miasma* como una "causa que se mantiene", y lanza su teoría de que se trata de un fenómeno del plano vital. Y escribe: "si la fuerza vital está significativamente debilitada en los padres, el campo electrodinámico del hijo puede estar correspondientemente debilitado en el momento de la concepción."

Hahnemann, el fundador de la homeopatía, propuso que existen tres *miasmas* básicos: *psórico, psicótico y sifilítico*. Cada uno emana de una mancha infecciosa transmitida de generación en generación.

De hecho, el *miasma* no es un estado de enfermedad, sino más bien un complejo compendio de características constitucionales y tendencia a una determinada respuesta **que se parece al patrón temático** de la enfermedad por la cual ha sido nombrado. Por ello, cada uno de los *miasmas* tiene síntomas característicos físicos y emocionales que, en conjunto, anuncian su presencia al homeópata. De igual manera, muchos remedios homeopáticos, basados en la naturaleza de los síntomas para los cuales son específicos, se ven como algo que tiene una afinidad especial para uno o más *miasmas.* Los homeópatas frecuentemente prescriben ciertos remedios con el propósito de romper una capa miasmática que está obstruyendo los esfuerzos terapéuticos para poder llegar y extinguir la médula fundamental del estado de enfermedad.

El *miasma* de cáncer.- Uno de los dos temas más importantes del *miasma* de cáncer es: *¡Todo está tan fuera de control… necesito tener las cosas bajo control de nuevo o seré destruido; hay un caos, un sentido de rompimiento y no puedo hacer nada!*

El individuo siente que debe esforzarse hasta sus límites para poder mantener las cosas bajo control, por lo tanto tiende a ser un perfeccionista y una persona muy fastidiosa y solo así podrá mantener control total sobre sí mismo y todo aquello que lo rodea. Se necesita un esfuerzo sobrehumano para poder sobrevivir.

El otro tema importante involucra la *inhabilidad para desarrollar un sentido de individualidad.* Aquellos que tienen las características de este miasma de cáncer manifiestan una inhabilidad maligna para diferenciarse ellos mismos de otras personas, y no pueden permitir (o no lo hacen) que se exprese la individualidad en otros. También puede haber una propensión hacia relaciones co-dependientes caracterizadas por una gran preocupación por la otra persona más que por ellos mismos. Comúnmente, en estos casos, el sentido del Yo del individuo se basa en su identificación con otra persona.

La combinación de los dos temas: *todo está fuera de control* y *la inhabilidad para desarrollar un sentido de individualidad* es claramente evocadora de la actual patología celular asociada con el cáncer. Frecuentemente, en esos casos de cáncer en donde los factores emocionales son primarios a la causa de la enfermedad, estos dos temas de miasmas de cáncer son bastante prominentes.

El Dr. Sherwin B. Nuland escribe: "a partir de los días de Hipócrates, y aún antes, los antiguos médicos griegos tenían una muy clara visión de las formas bajo las cuales un crecimiento maligno a veces persigue su inexorable determinación y destruye la vida. Para distinguir a estos tumores malignos de cualquier hinchazón ordinaria -que en aquel entonces ellos llamaban 'oncos' - utilizaban el término *karkinos* o cangrejo, derivado de una raíz indo-europea que significa "duro". Siendo **oma** un sufijo que se refiere a un "tumor", el término **karkinoma** fue utilizado para describir un crecimiento tumoroso que era maligno... "onco", mientras tanto, se fue aplicando a tumores de cualquier clase y es por ello que ahora llamamos a un especialista de cáncer un 'oncólogo'. Se decía que el karkinoma se debía al estancamiento, dentro del cuerpo, de un fluido hipotético llamado *bilis negra*, o *melancholos*... y este término se apoyaba en la observación común de que los pacientes de cáncer eran ciertamente individuos melancólicos. Término utilizado ya en el siglo doce por la visionaria Hildegard von Bingen, abadesa del convento en Bingen, Alemania, cuya investigación y remedios han persistido hasta nuestros días. En sus libros habla, con precisión, de la *bilis negra* que afecta la salud, y de la *melancolía* como la emoción que provoca enfermedades.

La observación del Dr. Nuland parece aceptar que la *melancolía* es exclusivamente el efecto del cáncer. Sin embargo, un gran número de investigaciones modernas apoya la premisa de que los estados emocionales negativos son factores importantes, no solamente para causar cáncer, también para determinar el resultado, en virtud de la lucha que tiene el paciente con la enfermedad. La *melancolía* (un estado emocional depresivo e infeliz, con inhibiciones anormales de actividad mental y corporal) fue tomada en cuenta como uno de los síntomas emocionales comunes del individuo de *miasma* de cáncer.

En el individuo de *miasma* de cáncer existe con frecuencia una historia de:

- altas expectativas por parte de los padres;
- control excesivo de los padres;

- presión de los padres y/o abuso durante la niñez;
- una fuerte y profunda fijación (adhesión) a la familia.

El paciente trata de ser perfecto y, al hacerlo, se esfuerza hasta el límite de su capacidad, y no tiene descanso ni se libera de la tensión." - Los aceites esenciales que el Dr. Berkovsky menciona como específicos para el *miasma* de cáncer incluyen: angélica, cisto, incienso, geranio, jengibre, limón, neroli, pachuli, pino y violeta (de este último sólo contamos con el *absoluto* elaborado a partir de las hojas). Mediante el uso de estos aceites esenciales puede ser muy valioso el tratamiento para debilitar la influencia del miasma.

Me permito agregar, que en este siglo XXI ya se cuenta con testimonios registrados de pacientes con cáncer que se curaron -además de aplicar una nutrición a base de alimentos naturales orgánicos y una desintoxicación celular previa- al utilizar el aceite esencial de incienso y, en otros casos, el aceite esencial de mirra. Los investigadores continúan su labor, para fortuna nuestra, y así sabemos que también el aceite esencial de Palo Santo tiene gran poder para atacar las células cancerosas. Y yo agregaría... ¿cómo no va a ser así si los componentes químicos de los aceites esenciales son tan poderosos y concentrados, que su efecto, a través de una aplicación constante y perfectamente guiada por un experto en aceites esenciales, va a dar el mejor resultado, sin problema de efectos secundarios, como ocurre con los medicamentos farmacéuticos?

Galeno, el gran intérprete y codificador de la medicina griega, mencionó la aparición de esta masa pedregosa (masa ulcerada en su centro), que se arrastra y que se infiltra, que en muchas ocasiones pudo observar en los senos femeninos, y que era "*justo como las patas de un cangrejo que se extienden hacia fuera desde toda la circunferencia de su cuerpo*". Y agrega el Dr. Nuland: "Y no son solamente las extremidades (patas) que están excavando más y más dentro de la carne de su víctima, el centro también está siendo erosionado, horadando un camino directamente a través de esta víctima." La similitud se refiere a "un parásito insidioso y vacilante, unido a unos agudos tentáculos con garras que se adhieren a la superficie de su indefensa víctima y la va deteriorando, mientras que el centro de esta bestia va comiendo la vida y digiere únicamente lo que ha sido descompuesto previamente. El proceso es silencioso; no tiene ningún instante reconocible de inicio y se termina únicamente cuando el saqueador ha consumido los últimos remanentes de las fuerzas vitales de su huésped."

"Esta alusión al cáncer como un tipo de parásito tiene la intención de ser una metáfora. Sin embargo, muchos médicos modernos consideran a los parásitos como un factor etiológico, es decir, que estudia las causas de una enfermedad, en el cáncer. Ciertamente, aun cuando la enfermedad no se trata técnicamente como una enfermedad parasítica, tiene una cualidad parasítica. Dada la profunda sensibilidad del tipo de *miasma* de cáncer a las relaciones personales extraordinarias (también tremendas y atroces)... esta cualidad parasítica es significativa cuando se investiga la dinámica psico espiritual del *miasma*."

"Por lo tanto, ciertos aceites esenciales que se relacionan con este tema del parasitismo pueden ser muy valiosos en relación tanto al cáncer como al *miasma* de cáncer. Por ejemplo, el Sándalo (*Santalum album*) es un árbol siempre vivo parasítico que obtiene su nutrición al pegar unos hijuelos o chupones a las raíces de otros árboles (salen cerca del tronco a nivel de la tierra y se adhieren).

De manera similar, tenemos el Muérdago (*Viscum album*) una planta parasítica tipo arbusto cuyas raíces - que también son como chupones - absorben la savia de la madera de su huésped. Este es el remedio para cáncer más importante.

El aceite de Ravensara (*Ravensara aromatica)* es otro aceite esencial relacionado con el *miasma* psicótico, que debe ser considerado en relación a un aspecto del cáncer. Mientras que muchos aceites esenciales se caracterizan por sus propiedades antisépticas y, en general, de apoyo al sistema inmunológico, muy pocos tienen credenciales antivirales tan fuertes como el ravensara. Está considerado de gran utilidad en el tratamiento de mononucleosis, el virus de Epstein Barr, sarampión, herpes genital, catarro viral, influenza y el catarro común. Por lo tanto, para poder dar una imagen de la esencia de la ravensara es necesario familiarizarse con la naturaleza de los virus y de las infecciones virales."

Tengo conocimiento de, al menos, un caso, en el que los investigadores compartieron el testimonio de cura de cáncer de pulmón mediante la aplicación diaria del aceite esencial de ravensara.

Y sigue hablando el Dr. Berkowsky, gran experto en tratamientos y cura mediante la homeopatía, la herbolaria y el uso de los aceites esenciales.- "El cáncer es un inconforme. Hace cualquier cosa no solamente para no asociarse con la comunidad de células sanas, sino también para destruir la comunidad de células que le dieron vida. Esta característica particular de las células cancerosas sugiere un posible rol para el aceite esencial de Helichrysum *(Helichrysum angustifolium)* para combatir su dinámica de tipo psico espiritual. Sus nombres comunes son Immortelle o Siempreviva, y sugieren la longevidad anormal de las flores de la planta que se secan y retienen su vibrante color incluso cuando maduran. El Helichrysum suministra apoyo tanto a la voluntad del paciente canceroso para vivir, como a un instinto espiritual muy profundo de saber cuándo es tiempo de dejar ir la vida y moverse hacia la siguiente etapa de existencia. El Helichrysum puede ser de un gran servicio al presentar esta dinámica psico espiritual de su reto, y al hacerlo, contrarrestar el momento aberrante de la enfermedad.

El *miasma* sifilítico se centra alrededor de la evolución hacia el envejecimiento y la degeneración mental y física. Las notas particulares de este *miasma* son: **disminución de la memoria y de la concentración; fatiga; dificultad para dormir; envejecimiento prematuro.** La destrucción es una de las características más importantes de este *miasma* tanto a nivel físico como mental.

El aceite de Mirra *(Commiphora myrrha)* trata acerca de las vicisitudes del envejecimiento, la degeneración y la muerte. Es uno de los aceites esenciales más importantes para tratar el *miasma* sifilítico, el más degenerativo de todos los *miasmas.* La mirra es extraída de un arbusto enano, duro y espinoso, que crece en regiones áridas o semidesérticas. Tiene ramas con nudos, pocas hojas y pequeñas flores blancas. Produce óleo resina que se trasmina a través de las fisuras en la corteza gris de este arbusto. La forma de este árbol nos recuerda un individuo anciano que parece haberse encogido y que tiene articulaciones nudosas y dolorosas. Las escasas hojas (los órganos metabólicos de la planta) se correlacionan con los poderes de digestión y asimilación que disminuyen en los ancianos.

Las flores de la mirra son pequeñas: las personas ancianas se encogen con la edad y son blancas, el color del envejecimiento. Su corteza gris, sujeta a secarse y a tener fisuras, también muestra una cualidad del envejecimiento. Incluso la imagen de las cabras -que naturalmente recogen la planta, porque se les pega a las barbas, tiene un efecto peculiar que hace que las cabras se vean como hombres viejos- es una señal de envejecimiento. Por ende, el hecho de que esta planta haya estado en uso continuo por más de 4,000 años, y que recoge anécdotas del antiguo Egipto, y de la era bíblica, contribuye a esta imagen general de vejez.

Otro aceite esencial importante en relación al miasma sifilítico es el Cisto *(Cistus ladanifer)* también llamado Jara, Rosa de Roca o Rosa de Sharon. Este aceite, mencionado en la Biblia, se cultiva profusamente en España y su calidad es de las mejores en el mundo de la aromaterapia."

En la presentación del Dr. Berkowsky encontramos los siguientes fundamentos: *"Mi trabajo en aromaterapia no tiene acción directa sobre los síntomas de la enfermedad, más bien, trata de 'ver' y trabajar sobre la parte medular que sostiene el estado compensado que es creado por el organismo para cobijar y contener las debilidades en el "verdadero Yo". Doy un mayor énfasis al aspecto bioenergético o dinámico de los aceites esenciales. En otras palabras, la acción dinámica (más que la química) es enfatizada. Este aspecto dinámico no es accesible a nuestra conciencia intelectual."*

Según la ciencia antroposófica de Rudolf Steiner, las plantas producen la fragancia como un medio de absorber 'el alma del sol' que contiene la esencia del espíritu. La formación de una fragancia representa una interacción entre las fuerzas cósmica y terrestre, y es usada por la planta para quedar unida a la esencia espiritual contenida dentro de los rayos solares. Por lo tanto, **un aceite esencial es una entidad que percibe lo mismo que un espejo, y refleja por igual tanto la naturaleza física como la bioenergética de todo el organismo vegetal.**

Los herbolarios han asignado al aceite esencial ciertas propiedades terapéuticas asociadas con varias partes de la fuente de una planta. Esto ha recibido continuas críticas, sin embargo, estos datos son muy útiles en relación a las acciones dinámicas del aceite. Un aceite esencial es un vehículo de las "fuerzas superiores" de la planta.

Mezcla de aceites esenciales indicados en el tratamiento del miasma de cáncer:

Se utilizarán 10 ml de aceite vehicular (almendras dulces, ajonjolí, girasol, jojoba) y 10 gotas del aceite seleccionado.

Aplicación:

1) Problemas de pulmón: Ravensara - masaje suave en la espalda y el pecho
2) Problemas en riñones y bazo: Jengibre – masaje suave en el área de las suprarrenales y en la planta de los pies
3) Problemas en hígado: Limón – masaje suave en el área debajo de las costillas y en la planta de los pies
4) Problemas de pulmón/riñones: Incienso – masaje suave en la espalda y en la planta de los pies
5) Esclerosis múltiple y degeneración de la columna, también problemas de corazón y frialdad: Cisto – masaje suave a lo largo de la columna, a un lado de las vértebras, nunca sobre estas; y en la planta de los pies

6) Nódulos linfáticos, mieloma múltiple, leucemia: Angélica – masaje suave en el cuello y el pecho; también en la planta de los pies

Las personas pueden utilizar el aceite extra que les quede en las manos para darse un masaje muy suave a lo largo de los dedos, la palma y la base del pulgar. Es importante que inhalen el aceite seleccionado con alguna frecuencia.

Atención a embarazadas, niños y bebés. Consultar con un aromatólogo certificado.

Los aceites esenciales y las emociones

El sistema nervioso central (SNC) se compone del cerebro y la médula espinal a la cual se enlaza un sistema periférico de billones de neuronas o células nerviosas. El sistema nervioso, en su totalidad, es el responsable de conducir infinidad de mensajes electroquímicos recibidos, cada fracción de segundo, a través de los nervios sensoriales vía el SNC en su viaje hacia los diferentes músculos del cuerpo. El SNC es responsable de controlar el movimiento y los reflejos, mientras que el cerebro es el centro de nuestra capacidad mental, de nuestras acciones, pensamientos y sentimientos, incluso cuando dormimos, las neuronas continúan manejando miles y miles de impulsos que nacen de nuestra psique y de nuestros procesos fisiológicos.

Los aceites esenciales aportan beneficios al sistema nervioso y a las emociones. En seguida proporciono algunas sugerencias para aliviar alteraciones nerviosas y condiciones que resultan de mantener pensamientos negativos y creencias limitantes.

- Para dejar ir viejos hábitos, ideas y creencias que ya no nos sirven, usa la **manzanilla alemana.** Mezcla 6 gotas de este aceite esencial en una cucharada de aceite vehicular (*). Agita suavemente. Aplica un poco sobre la nuca y en las muñecas, varias veces al día. Si la manzanilla es demasiado fuerte o te causa alergia, cambia por aceite esencial de Hemlock o Palo Santo.

- Para aclarar los pensamientos negativos y disfrutar de una atmósfera interna mucho más gozosa, en particular cuando hay lágrimas y miedos que llevan a la persona a perder su auto confianza, usa aceite de palmarosa. En un frasco de vidrio color ámbar mezcla 5 gotas de aceite esencial de **palmarosa** y 5 gotas de **sándalo.** Agrega una cucharada de aceite vehicular. Agita suavemente, Aplica por las noches sobre las sienes y el tercer ojo.

- Para esa sensación de debilidad emocional, para disminuir la sensación de angustia, usa aceite esencial de **lavanda.** Su acción es tan completa que pasa a través de todos los sistemas del cuerpo y tiene un efecto tranquilizante que da alivio a tu Yo espiritual. Aplica una gota detrás de las orejas o en la muñeca, en el lugar que usan los médicos para tomar el pulso.

- Para apoyar nuestra sabiduría interior y guiarnos para tomar las mejores decisiones, usa aceite esencial de **neroli.** En un frasco de vidrio color ámbar de 15ml vierte 5 gotas de **neroli** y 5 gotas de **litsea cubeba** y 1 cucharada de aceite vehicular. Agita suavemente. Cuando medites, aplica sobre la frente y detrás de las orejas.

- La **menta** nos reanima, mejora la circulación y tiene la virtud de eliminar un dolor de cabeza repentino o un espasmo menstrual, también nos ayuda a enfrentar retos. Nos inspira a crear ideas positivas. Coloca la yema de un dedo sobre el frasco de aceite esencial de **menta** y ladéalo para que la yema quede impregnada. Hacer una línea sobre la frente, debajo del inicio del cabello. Esta acción también da alivio a un dolor de cabeza. Para espasmos menstruales marca una línea sobre el pubis.

- El aceite de **lemongrás** restituye la confianza y el orden mental. Promueve la paciencia y la tolerancia hacia los demás. Mezcla 6 gotas de este aceite en un frasco de vidrio color ámbar, de 15ml, y agrega una cucharada de aceite vehicular. Agita suavemente y aplica sobre la nuca y la coronilla (Chakra de Coronilla). También puedes usar Sándalo o Sugandha kokila que aclaran la mente.

(*) Los aceites vehiculares o vegetales que usamos en aromaterapia incluyen el aceite de sésamo (ajonjolí), de almendras dulces, de jojoba, de girasol y de semilla de uva, entre otros. Al final de la sección de fórmulas encontrarás una lista de los aceites vegetales más usuales.

- Para problemas de estrés contamos con una variedad de aceites esenciales como la **bergamota, el geranio, incienso, jazmín, lavanda, lemongrás, limón, litsea cubeba (Litsea may chang), mandarina, manzanilla, melissa, menta, mirto, neroli, palmarosa, pachuli, rosa, sándalo e ylang-ylang,** entre otros.

El estrés suele hacerse evidente al manifestar alguno de estos síntomas:

- Dificultad para relajarse o estar en calma
- Reaccionar con enojo e irritación
- Mostrar ansiedad o tensión por largo tiempo
- Falta de atención
- Estar aburrido
- Sentirse fatigado todo el tiempo
- Disminución de la libido
- Insomnio
- Dolores de cabeza y de espalda
- Manos y pies fríos
- Dolor en los músculos del cuello y hombros
- Digestión lenta

- Pérdida del apetito o comer en exceso
- Diarrea o estreñimiento
- Náusea o vómito
- Úlcera estomacal
- Palpitaciones
- Alergias
- Dificultad para respirar
- Catarros frecuentes
- Infecciones menores frecuentes
- Aumento en la ingestión de alcohol
- Falta de confianza
- Síntomas de colitis

Para ciertos problemas emocionales, la psicoaromaterapia es de gran utilidad:

Aburrimiento enebro, romero, verbena limón, menta

Apatía verbena limón, eucalipto globulus o radiata, cardamomo, lemongrás, melissa, salvia esclarea, toronja, romero, bayas de enebro

Enojo geranio, manzanilla romana, lavanda, melissa

Frigidez hinojo, geranio, jazmín, pachuli, rosa Otto, Ylany ylang

Histeria manzanilla romana, benjuí, mejorana, neroli, salvia esclarea, Ylang ylang

Impaciencia geranio, mirra, rosa Otto o rosa damascena

Miedo manzanilla romana, lavanda, mejorana, neroli, mirra

Pesimismo bergamota, limón, jazmín, salvia esclarea, naranja, Ylang ylang

Shock Extracto de rosa y rosa Otto, neroli, melissa, menta

Tristeza bergamota, salvia esclarea, naranja, extracto de rosa y rosa Otto, toronja

Como aceites **calmantes** se pueden considerar la bergamota, cisto o Jara, la citronela Java, mandarina, petitgrain, palo de rosa y sándalo.

Sabemos que una impresión olorosa tiene la capacidad de evocar un recuerdo de tiempo atrás. Además, los impulsos olorosos se activan según la estructura química de las moléculas fragantes en el sistema límbico, y de los subsecuentes órganos nerviosos de control que producen diferentes neurotransmisores como la serotonina, noradrenalina, encefalina y endorfina. Esto ha sido comprobado a través de nuevos estudios de electro-encefalograma y olfatometría, junto con análisis de sangre. De ahí que los aceites esenciales de las dos manzanillas, la mejorana, naranja y neroli sean activos contra el miedo, estrés, insomnio, cansancio emocional y físico, enojo e irritabilidad. Los efectos calmantes se producen por la estimulación en el cerebro al aparecer la serotonina.

Los aceites que liberan noradrenalina, que es la que nos mantiene fuertes y despiertos son el cardamomo, bayas de enebro y romero. Contra la melancolía y la falta de confianza podemos usar la salvia esclarea, toronja, jazmín y las dos rosas (Otto y Damascena). El resultado es doble: eufórico y analgésico.

La aromaterapia clínica es una excelente posición para enfrentar la depresión en virtud de la absorción de los aceites esenciales a través de los canales olfativos. Basada en las conocidas dinámicas neuroendocrinas de los aceites esenciales, la aromaterapia puede ayudar a alterar o regular las funciones hormonales y neurológicas de los centros cerebrales.

- La aromaterapia clínica puede actuar profundamente al tratar la depresión cuando los factores de origen son principalmente psicológicos por naturaleza, y cuando otros síntomas mentales o emocionales están presentes. En la mayoría de los casos, los aceites esenciales actuarán a nivel de alivio de síntomas, sin importar la naturaleza de la depresión. La principal condición que se discute actualmente tiene que ver con un desequilibrio de los aminoácidos En suma, se puede decir que la aromaterapia tiene un potencial para trabajar en forma profunda y curativa en la depresión que involucra factores psicológicos y, hasta cierto punto, cuando el desequilibrio bioquímico está presente.

- Formas comunes de depresión: congestión hepática, hiper funcionamiento del sistema nervioso simpático, deficiencia neuroendocrina, deficiencia de la tiroides y de las suprarrenales, y deficiencia del páncreas.

- Por ejemplo: la depresión por congestión hepática es vista por los desórdenes presentes en la nutrición, especialmente la falta de ácido fólico, B12, B3, B6 y una combinación muy pobre de alimentos, unida a un alto consumo de grasas. Aquí, la depresión a veces incluye sentimientos de ansiedad o culpa. Este síndrome usualmente incluye otros síntomas como cambios de estado de ánimo, falta de entusiasmo, dolores de cabeza crónicos, problemas con el ciclo menstrual, baja energía, dificultad para levantarse por la mañana, somnolencia después de las comidas (en especial al mediodía), sentimientos de enojo, manos y pies fríos. Los aceites esenciales apropiados para la congestión hepática son los que regulan, como la bergamota, mandarina, toronja, geranio, rosa, palmarosa, incienso, mejorana y vetiver.

- En algunos casos, como la depresión con baja estima o inseguridad los aceites esenciales no deben usarse en forma continua por sí solos, deben combinarse con uno o dos aceites específicos para las condiciones que estén presentes.

- Los aceites eufóricos principales son el jazmín, Ylang ylang, neroli, rosa, salvia esclarea, nuez moscada, pachuli, vetiver, cedro Atlas, sándalo y mirra.

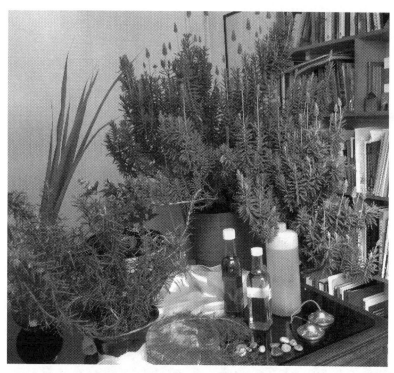

Albahaca, lavanda, lemongrás y romero

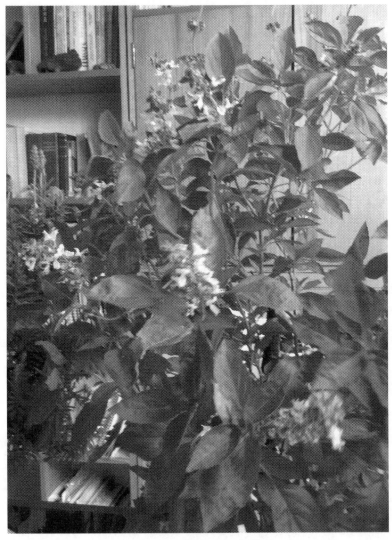

Planta de albahaca en flor

Primera Parte

He preparado para ti una relación de aceites esenciales los cuáles, por sus excelentes propiedades terapéuticas, se recomiendan para aliviar alteraciones o enfermedades físicas, emocionales y espirituales. Los aceites esenciales puros, de calidad 100% terapéutica, poseen cualidades inigualables para restaurar la armonía en todos los sistemas del cuerpo humano.

En este compendio me es muy grato proporcionarte la oportunidad de auto sanarte, pues estoy convencida de los múltiples beneficios que recibimos al usar diariamente uno o más aceites esenciales. En virtud de su enorme cualidad equilibradora, usar cualesquiera de estos aceites dará a tu vida el bienestar que buscas, y yo agregaría, que mereces tú y cada ser humano.

Atención: Los aceites esenciales no deben dejarse al alcance de los niños. Evitar contacto en los ojos. Las embarazadas deben tener precauciones al usar aceites esenciales. Se recomienda no usarlos durante los primeros tres meses de embarazo y en los meses siguientes solamente usar algunos que son benignos como la lavanda o la mandarina.

Abedul – *Betula alba*
Familia: Betuláceas
País de origen: Europa y Asia
Método de extracción: Maceración y extracción de corteza y ramas.

-Para cuidados de la piel, dermatitis, eccema, regeneración del cabello, psoriasis, circulación, músculos y articulaciones, acumulación de toxinas, artritis, celulitis, dolor muscular, obesidad, edema, reumatismo.

Abeto balsámico – *Abies balsamea*
Familia: Pináceas
País de origen: Estados Unidos y Canadá
Método de extracción: Destilación al vapor de las agujas.
-Sistema respiratorio, asma, cistitis, sistema nervioso, hemorroides, pequeñas heridas, quemaduras leves.

Abeto blanco – *Abies alba* –
Familia: Pináceas
País de origen: Regiones montañosas de Europa
Método de extracción: Destilación al vapor de las agujas.
-Antimicrobiano, analgésico, antiséptico, estimulante, expectorante, combate dolores artríticos. Tiene un impacto espiritual en la generación de riqueza, ayuda a aliviar diversos patrones emocionales como el estrés y la ansiedad. Sanación generacional durante la meditación. Alivia infecciones en el tracto urinario. Ideal para situaciones de frío, tos y bronquitis ya que desintoxica el cuerpo. Alivia músculos doloridos y reumatismo. Descongestionante.

Abeto negro o Picea negra - *Picea mariana*
Familia: Abiatáceas
Lugar de origen: Canadá
Método de extracción: Destilación al vapor de las agujas.
-Se dice que este aceite es el de la vitalidad. Da energía en situaciones de cansancio, apatía o debilidad y estimula las defensas. Devuelve la confianza en uno mismo, aportando fuerza, valor y perseverancia. Actúa como descongestionante pulmonar, antiséptico, expectorante, alivia la tos y es anti infeccioso. Para bronquitis, catarro, rinitis y sinusitis. En micosis cutáneas, ginecológicas o

intestinales. En acné, psoriasis, eccema. Reumatismo y artrosis. No utilizar durante el embarazo, en época de lactancia ni en niños menores de 6 años. Algunos de sus componentes actúan como hormonas miméticas y también producen una cortisona mimética. Es fungicida, anti parásitos, antiespasmódico. En astenia profunda, agotamiento, hipertiroidismo. El Dr. Pénöel sugiere su uso en tratamientos para restaurar la mielina del SNC en caso de esclerosis múltiple.

Ajedrea – *Satureja montana (Satureja hortensis)*
Familia: Lamiáceas o Labiadas
País de origen: Cuenca oriental del Mediterráneo
Método de extracción: Destilación al vapor de los tallos tiernos y hojas.
-Esta planta se conoce también como tomillo real. Puede causar cierta irritación en la piel si está muy concentrado. Para el sistema respiratorio, bronquitis, tos, laringitis, resfriados y para gárgaras o enjuague bucal. Sistema digestivo, dispepsia, cólico, flatulencia, indigestión nerviosa, falta de apetito. Sistema inmune.

Albahaca - *Ocimum basilicum* –
Familia: Lamiáceas o Labiadas
País de origen: India, Egipto, Francia
Método de extracción: Destilación al vapor de los tallos, hojas y flores.
-Incrementa la concentración, agudiza los sentidos, aclara las ideas. Contra la fatiga mental, ansiedad, depresión. Controla trastornos digestivos, dispepsia, calambres, náuseas, vómitos, flatulencia, dolor estomacal, indigestión, fiebre, dolor de cabeza y migraña. También es repelente de insectos. Alivia molestias producidas por gota. Para dolores musculares, reumatismo, bronquitis, tos, dolor de oído, sinusitis, calambres, menstruación escasa, catarros, fiebre, enfermedades infecciosas, insomnio, tensión. Evitar durante el embarazo

Albahaca Sagrada (Tulsi) – *Ocimum tenuiflorum*
Familia: Lamiáceas
Lugar de origen: India
Método de extracción: Destilación al vapor de las hojas y flores.
-Esta variedad de albahaca purifica el ambiente, por lo que se recomienda tener una planta en el hogar o la oficina. -Es rica en antioxidantes y fitoquímicos con adaptógenos que, además, alivian el estrés. El aceite esencial ayuda al sistema inmunológico. Útil en resfriados y problemas virales. Para cansancio mental y físico, En la actualidad se tienen testimonios en relación a su respuesta benéfica contra el envenenamiento y exposición a radiaciones nocivas. Combate la diabetes y disminuye el colesterol. Para aliviar las molestias después de una comida abundante que ocasiona digestión lenta o difícil. En dolores de cabeza y trastornos alérgicos. Es antiinflamatorio, antiinfeccioso, antiviral, antifúngico y antiparasitario. Es hipotensor, analgésico, anti envejecimiento y antidepresivo. Estimula la memoria. Contiene un alto porcentaje de eugenol por lo que es importante diluirlo y no usarlo puro sobre la piel. No se debe aplicar en niños menores de 8 años.
Fórmula para ayudar a la concentración y estimular la memoria (cuando se quiere tener claridad mental: En un frasco con rociador, verter 20ml de agua destilada. Añadir: 5 gotas de aceite esencial de Tulsi, 3 gotas de aceite esencial de Ravintsara y 3 gotas de aceite esencial de incienso. Mezclar. Rociar el cuello dos o tres veces al día. También por las noches, antes de dormir.

Alcanfor – *Cinnamomum camphora*
Familia: Lauréaceas
País de origen: Regiones de China. Japón y Taiwán
Método de extracción: Destilación al vapor de la madera.
-El alcanfor blanco no contiene *safrol*, por tanto es seguro. El alcanfor blanco puede usarse para problemas de la piel, picaduras de insectos, artritis, dolores musculares, bronquitis, catarros y sistema inmune.

Alcaravea – *Carum carvi*
Familia: Apiáceas
País de origen: Europa, Asia occidental y África del norte
Método de extracción: Destilación al vapor de las semillas.
-Antiespasmódico, analgésico, antiinflamatorio, aperitivo, astringente, anti-cefaleas, anti parásitos, cardiaco, carminativo, diurético, depurativo, digestivo, descongestivo, desodorante, disminuye gases intestinales, emenagogo, galactagogo, expectorante, estimulante, transformador energético, tónico. Alivia contracturas musculares. Evitar durante el embarazo.

Angélica – *Angelica archangelica*
Familia: Apiáceas o Umbelíferas
País de origen: Francia, Bélgica
Método de extracción: Destilación al vapor de la raíz.
- No debe ser usado por embarazadas ni diabéticos. Para la piel sin brillo y congestionada, irritaciones, psoriasis, circulación, músculos y articulaciones, retención de líquidos, reumatismo, gota, anemia, anorexia, flatulencia, fatiga, migraña, estrés, sistema inmune (catarros).

Anís (semilla de) o anís verde - *Pimpinella anisum*
Familia: Umbelíferas
País de origen: Turquía
Método de extracción: Destilación al vapor de las semillas.
-El anetol que contiene puede causar dermatitis. Evitarse en condiciones de piel inflamada o alérgica. En dosis altas es narcótico y reduce la circulación. Puede llevar a desórdenes cerebrales. Usar con moderación y evitar durante el embarazo. El uso es similar al anís estrella. Para molestias en el sistema digestivo.

Anís Estrella – *Illicium verum*
Familia: Illiciáceas
País de origen: Sudoeste de China

Método de extracción: Destilación al vapor de las semillas.
- Parece no causar irritaciones en la piel. En largas dosis es narcótico y disminuye la circulación, puede llevar a desórdenes cerebrales. Úsese con moderación, evítese durante el embarazo. Para dolores musculares, reumatismo, bronquitis, tos, cólico, calambres, flatulencia, indigestión, catarros. Carminativo, antiséptico, estimulante y expectorante.

Árbol del Té – *Melaleuca alternifolia*
Familia: Mirtáceas
País de origen: Nueva Gales del Sur, Australia
Método de extracción: Destilación al vapor de las hojas.
-No irritante, posible sensibilización en algunos individuos. Para abscesos, acné, pie de atleta, ampollas, quemaduras, labios partidos, caspa, herpes, picaduras de insectos, piel grasa, verrugas, heridas infectadas, sistema respiratorio: asma, bronquitis, catarro, tos, sinusitis, tuberculosis, tosferina; sistema genitorurinario, vaginitis, prurito, cistitis; sistema inmune, fiebre, enfermedades infecciosas como la viruela. Este aceite es uno de los antibióticos más poderosos e igualmente antiséptico. Aplicado directamente sobre las verrugas las va secando con el tiempo. Una gota de aceite de Tea Tree o árbol del té en medio vaso con agua sirve para hacer enjuagues bucales.

Bálsamo del Perú (Tolu) *Myrocarpus fastigiatus* – *Miroxylon balsamum*
Familia: Leguminosas
País de origen: Países americanos, principalmente zona de El Salvador,
Método de extracción: resina mediante cortes al árbol cuyo tronco es quemado y luego tratado para que la resina corra por las incisiones.
-Para cortadas, cicatrices, heridas, tos, catarros. No es tóxico, ni irritante, posible sensibilización. Para piel seca y muy estropeada, eccema, urticaria, heridas, sarna. Sistema respiratorio, bronquitis, laringitis.

Útil en vaporizaciones. Contra estrés. Alivia hemorroides diluido en aceite Vehicular, aplicado directamente o en pomadas

Benjuí – *Styrax benzoin*
Familia: Styracáceas
Lugar de origen: Java, Sumatra y Tailandia
Método de extracción: El aceite se obtiene después de haber procesado la resina mediante solventes
-Es antiséptico, antidepresivo, astringente, anti-inflamatorio, carminativo y cordial. Desodorante, diurético, expectorante y sedante. Útil para combatir la cistitis. En sistema respiratorio eficaz contra resfriados, tos y asma. Alivia la leucorrea. Reumatismo. En problemas de la piel, calmante para condiciones donde hay enrojecimiento, irritación y picazón, manos agrietadas, sabañones y dermatitis. Un buen remedio para heridas y llagas. Calmante y reconfortante para los estados de crisis que involucran tristeza, soledad, depresión y ansiedad. Especialmente bueno para disipar la ira. Alivia el agotamiento emocional, es energizante y aumenta la fuerza física.

Bergamota – *Citrus bergamia*
Familia: Rutáceas
País de origen: Italia y Costa de Marfil
Método de extracción: Expresión de la cáscara.
- Debe tenerse cuidado en aplicaciones sobre la piel porque puede ser irritante, se recomienda diluirlo. Para ciertas alteraciones de la piel, acné, granos, herpes labial, eccema, psoriasis. Es repelente de insectos, también actúa contra picaduras de insectos, úlceras varicosas, sistema respiratorio, halitosis, infecciones de la boca, garganta irritada, sistema digestivo, flatulencia, pérdida del apetito, sistema genitourinario, cistitis, leucorrea, prurito, sistema inmune, catarros, fiebre, enfermedades infecciosas, sistema nervioso, ansiedad, depresión, estrés.

Cajeput – *Melaleuca cajeputi*
Familia: Mirtáceas
País de origen: Indonesia y Australia
Método de extracción: Destilación al vapor de las hojas.
- Puede irritar la piel en altas concentraciones. Para piquetes de insectos, piel grasa, manchas, artritis, dolores musculares, reumatismo, asma, bronquitis, catarro, tos, sinusitis, garganta irritada, cistitis, infecciones urinarias, infecciones virales.

Calendula – *Calendula officinalis*
Familia: Asteráceas
País de origen: Región mediterránea y Asia Menor
Preparación y uso – el aceite vegetal de caléndula es un aceite vegetal base –como puede ser el aceite de almendras dulces, de sésamo, de girasol o jojoba- Se obtiene al macerar los pétalos de las flores (conocidas en México como *mercadelas*).
- Es especialmente recomendado para la piel de los bebés. Es antiinflamatorio, hidratante y calmante Para todo tipo de pieles. Cicatriza cortadas, alivia piquetes de moscos y quemaduras leves en la piel, para eccema, piel grasosa y dermatitis. Muy fácil de preparar en el hogar: Retirar los pétalos de las flores de caléndula y ponerlos a macerar en aceite vegetal (tibio). Después de dos semanas, colar y conservar en botellas de vidrio. Para una tintura que servirá para aliviar piquetes de insectos e irritaciones, y evitar infecciones, preparar los pétalos de las flores y ponerlos a macerar en alcohol de buena calidad. Al cabo de dos o tres días colar y conservar en botellas de vidrio. .

Canela – *Cinnamomum zeylanicum*
Familia: Laureáceas
País de origen: Sri Lanka (antes Ceilán), Madagascar, India
Método de extracción: Destilación al vapor de la corteza.
- Existe en el mercado un aceite extraído de las hojas, pero es ligeramente tóxico, el *eugenol* que contiene es irritante para la

mucosa. El aceite esencial de la corteza es el que se recomienda utilizar, siempre con moderación, ya que puede ser irritante para pieles sensibles. Se recomienda diluirlo, no usarlo puro. Puede aplicarse para tratamientos de la piel, contra piojos y otros parásitos. Útil para el cuidado de las encías, picaduras de avispa, músculos y articulaciones, reumatismo, circulación deficiente, sistema digestivo, anorexia, colitis, diarrea, dispepsia, infección intestinal, digestión lenta, espasmos, sistema genitourinario, estimula las contracciones durante el parto. Frigidez, menstruación escasa, Sistema inmune, Sistema respiratorio, calosfríos, resfriados, gripa, rinitis, bronquitis, tos. Debilidad, enfermedades infecciosas, sistema nervioso, cansancio nervioso y estrés. Evitar durante el embarazo.

Cardamomo – *Elettaria cardamomum*
Familia: Zingiberáceas
País de origen: India, Sri Lanka
Método de extracción: Destilación al vapor del rizoma.
- Sistema digestivo, anorexia, cólicos, carminativo, calambres, dispepsia, flatulencia, halitosis, acidez, indigestión, vómitos. Sistema nervioso, fatiga mental, deterioro nervioso. Analgésico, antineurálgico, antiespasmódico, antiséptico, aperitivo, afrodisíaco. Alivia las cefaleas. Diurético. Estimulante. Tónico, vigorizante.

Cassia - *Cinnamomum cassia*
Familia: Laureáceas
Lugar de origen: Sur de China e Indochina, también Birmania
Método de extracción: El aceite esencial se obtiene por destilación al vapor de las hojas y frutos o brotes tiernos.
-Sistema digestivo: Anti espasmódico, para dolores estomacales o dolores menstruales, dismenorrea, carminativo, excelente vermífugo. Para alteraciones hepáticas. Alivia la diarrea, desordenes vasculares, inflamación del páncreas, flatulencia y vómito. Activa la circulación y la energía primaria. Especial para desinflamar venas capilares y varicosas. Excelente en tratamientos depurativos del sistema

linfático y también para depurar la sangre. Activa las glándulas adenoideas y gustativas. Activa el sistema inmunológico. Es un estimulante físico, emocional y mental. Su aroma promueve la voluntad, el ánimo, el entusiasmo y la alegría de vivir. Excelente en tratamientos para desgano y negatividad. Puede ser irritante, debe diluirse para su aplicación. No usar durante el embarazo.

Cedro – *Cedrus atlantica*
Familia: Coníferas
País de origen: Se dice que es originario de las Montañas del Atlas de Argelia y Marruecos y que es una variedad del cedro del Líbano.
Método de extracción: Destilación al vapor de la madera.
- Para el cuidado de la piel, acné, dermatitis, eccema, infecciones por hongo, piel grasa. Pérdida del cabello, caspa, erupciones en la piel; circulación, músculos y articulaciones, reumatismo, artritis. Sistema respiratorio, bronquitis, catarro, expectorante, tos. Diurético. Fungicida. Insecticida. Sedante.

Cedrón – *Aloysia triphylla (Lippia citriodora, Lippia tryphylla)*
Familia: Verbenáceas
País de origen: Argentina y Chile
Método de extracción: Destilación al vapor de las hojas y flores.
- *Se le conoce como Hierbaluisa o Reina Luisa.* Puede causar un poco de sensibilización. Excelente para problemas del sistema digestivo. En sistema nervioso, contra ansiedad e insomnio. Bactericida. Combate patógenos genitourinarios.

Ciprés – *Cupressus sempervirens*
Familia: Coníferas - Cupresáceas
Lugar de origen: Se dice que es nativo de la isla de Chipre, pero se le conoce desde hace miles de años por su presencia en otras islas del Mediterráneo como Rodas, también el norte de Libia y Turquía.

En el continente americano es ampliamente conocido como Ciprés italiano.

Método de extracción: Destilación al vapor de las hojas y bellotas.

-Es astringente, vasoconstrictor, antiespasmódico, antirreumático, antiséptico, cicatrizante, desodorante, diurético, sedante. Útil para eliminar celulitis y en masajes reductores. Benéfico para eliminar el acné, seborrea, pieles grasas. Ayuda al crecimiento de las uñas. Está indicado para el tratamiento de las várices, incluyendo úlceras varicosas. También hemorroides y problemas de próstata. Es expectorante, sudorífico y febrífugo.

Cisto – *Cistus ladanifer* – *Otros nombres: Jara pringosa*
Familia: Cistáceas
Lugar de origen: Nativo de la cuenca del Mediterráneo, sobretodo España y Portugal.
Método de extracción: Destilación al vapor de las flores y ramas.
-Este arbusto suele crecer junto a las encinas. En otras descripciones se le conoce como Jara o Rosa de Sharon (mencionada en la Biblia). Se dice que de sus flores se extrae el lábdano,ládano o láudano. Aunque ya no se usa, el láudano se tomaba en jarabes para la tos y como antiséptico en caso de leucorrea o en pomadas para el tratamiento de dolores reumáticos. La planta contiene eugenol que es un antiséptico poderoso. Su nombre *ladanifer* proviene del latín que significa "con ládano". Recibe infinidad de nombres, entre ellos, "jara de flor manchada", "jara de láudano". No confundir con la planta conocida en México como Jara (*Cineraria salicifolia).*
-Es antiviral, antibacterial, alivia la artritis, antibiótico, astringente y tonificante. Cicatrizante, excelente para cerrar heridas y detener el sangrado. Alivia la tos, bronquitis, es expectorante. Favorece la concentración y la memoria. Es efectivo por su acción desinflamante en arterias. Poderoso relajante muscular. Es calmante cuando surgen calambres menstruales. Se mezcla bien con aceite esencial de manzanilla, salvia esclarea, incienso, lavanda, sándalo y mirto.

Citronella - *Cymbopogon nardus*
Familia: Poáceas
País de origen: Sri Lanka y Java (naturalizada en América y África)
Método de extracción: Destilación de la planta seca.
No es tóxica, pero en ciertos individuos puede causar dermatitis.
Evitar durante el embarazo. Para sudoración excesiva, piel grasosa,
como repelente de insectos, para gripa, infecciones menores, fatiga,
dolores de cabeza, migraña, neuralgia.

Clavo – *Syzygium aromaticum /Eugenia caryophyllata*
Familia: Mirtáceas
Lugar de origen: Indonesia
Método de extracción: Destilación al vapor de los botones (flores)
que aún no abren.
-Por su contenido del componente eugenol, el clavo es uno de
los antisépticos y antibióticos más poderosos. Es analgésico, anti
parasitario (parásitos intestinales y sarna). En sistema digestivo es
carminativo, alivia el vómito y la diarrea. Pesticida. Insecticida.
Reduce la inflamación. Elimina el dolor (dolor de muelas entre
otros). Fungicida, elimina hongos en pies y uñas.

Copaiba – *Copaifera officinalis*
Familia: Fabáceas
Lugar de origen: Cuenca del Amazonas
Método de extracción: Destilación de la madera.
-Este aceite esencial es diurético y estimulante. Para procesos
inflamatorios, hemorroides, cistitis y diarreas crónicas. Por su efecto
balsámico se usa contra catarros y bronquitis. Entre sus componentes
se encuentra el beta caryophylene y el alpha humulene, de tal suerte
que se pueden agregar una o dos gotas del aceite esencial de Copaiba
a una taza de agua tibia a la que se añadirá un poco de miel de abeja,
para tener un reconfortante té.
Es cicatrizante, desintoxicante y desinflamante. Mantiene saludables
las vías respiratorias como anti infeccioso y expectorante. Alivia

articulaciones inflamadas. Las tribus nativas del Amazonas lo utilizan tradicionalmente para aliviar dolores musculares, gastritis y estreñimiento. Además, protege la piel contra la psoriasis, dermatitis, herpes, hongos y sarna. Útil en úlceras estomacales, leucorrea, dolores de oído.

Copal Limón/ Linaloe mexicano – *Bursera glabrifolia*
Familia: Burseráceas
País de origen: México
Método de extracción: Añejamiento y destilación al vapor de la madera.
-El *linaloe*, es un árbol conocido como parte del grupo de los "copales" y designado por los nativos Nahuas como "copalli" o "xochicopal". Este árbol, es un recurso forestal en el que se sustenta buena parte de la economía campesina e indígena de la región mixteca. Del lináloe se puede hacer un aprovechamiento integral de la madera y el fruto para aceite esencial. El aceite esencial del lináloe contiene, como dos de sus principales componentes, el linalol y el acetato de linalilo, sustancias que se encuentran en otras especies de uso aromático y medicinal, como la lavanda europea.
Es cicatrizante, útil para tratar dolores de cabeza, ciertas neuralgias y problemas de la piel. Se encuentra entre los más inocuos aceites dermatológicos, característica que ayuda en su aplicación para sanar heridas, cortadas, dermatitis. También para sistema nervioso cuando hay tensión y condiciones de estrés.

Cúrcuma – *Curcuma longa*
Familia: Zingiberáceas
País de origen: Sur del continente asiático
Método de extracción: Destilación al vapor del rizoma.
- Facilita la digestión y estimula la secreción de bilis. Favorece la expulsión de gases intestinales. Es antibacteriano, antiparasitario (parásitos intestinales como los áscaris y oxiuros) y antifúngico. El aceite esencial de Curcuma posee una actividad inhibitoria de las

bacterias Gram, particularmente sobre el Estafilococo dorado. Alivia disturbios digestivos y hepatobiliares, así como colitis dolorosa. Es efectivo contra el herpes causado por *Trichophytons*. Ayuda a eliminar verrugas, disminuye arrugas y suaviza pieles maduras. Combate la caspa.

Davana - *Artemisia pallans*
Familia; Asteráceas
País de origen: Zona sur de la India
Método de extracción: Destilación al vapor de las hojas y flores.
- Es antihelmíntico, relajante, afrodisiaco y antidepresivo. Excelente para combatir infecciones cutáneas e, incluso, hoy día, para tratar el tétano. Se considera un estimulante del sistema endocrino. Es emoliente, anti infeccioso y mucolítico. También desinfectante, emenagogo, expectorante y vulnerario. Sus componentes químicos incluyen davanona, linalol, algunos terpenoides y éteres. El aceite esencial de davana es una gran opción cuando se quiere purificar la atmósfera en el hogar o en el trabajo. Su fragancia se difunde tan rápidamente que mata gérmenes y microbios presentes en el aire. Agregar dos gotas de aceite esencial de davana al fumigante de tu elección, en rocíos o vaporizadores para dejar el medio ambiente libre de gérmenes.

En virtud de su actividad antiinflamatoria y sus propiedades relajantes este aceite fácilmente ayuda a aliviar contracturas musculares y también calma la actividad cerebral y el sistema nervioso. Actúa en la recuperación de efectos por shock, trauma, sobrecarga de medicamentos y tratamientos para eliminar problemas por situaciones decepcionantes o fracasos.

Elemi – *Canarium luzonicum*
Familia: Burseráceas
País de origen: Filipinas, al sur de Manila
Método de extracción: Recolección de resina que luego se destila al vapor.

- Se puede decir que este aceite es casi mágico porque ayuda en momentos de "dispersión" y falta de concentración. Para dolores en la espalda y tensión en la nuca. Equilibra las energías y actúa como tonificante muscular. Para cuidados de la piel envejecida, cortadas leves infectadas, heridas, inflamaciones, arrugas y sudoración excesiva. Sistema respiratorio, bronquitis, catarro, tos seca, buen expectorante. Cansancio y condiciones relacionadas con el estrés. Es analgésico, estimulante y antiséptico. Puede ser utilizado en casos de agotamiento nervioso, pues posee propiedades tranquilizantes. El aceite esencial de elemi puede ser usado como aceite de masaje mezclado con un aceite vegetal, o diluido en el baño. Se mezcla bien con incienso, lavanda, romero, salvia y mirra.

Enebro – *Juniperus communis*
Familia: Cupresáceas
País de origen: Hungría y se cultiva en Canadá, Francia, Alemania, Italia y España
Método de extracción: Destilación de las bayas, madera y hojas.
- Puede ser irritante, pero no es tóxico. Estimula el músculo uterino, no debe ser utilizado durante el embarazo, ni tampoco por aquellos que tengan enfermedades de riñón, debido a su efecto nefrotóxico. Debe usarse con moderación. Para acné, dermatitis, eccema, pérdida de cabello, hemorroides, pieles grasas, heridas, acumulación de toxinas, músculos, arteriosclerosis, celulitis, gota, obesidad, reumatismo. Apoya el sistema inmune. Útil para catarros e infecciones, dismenorrea, leucorrea, ansiedad, tensión nerviosa y estrés. Infecciones gastrointestinales, limpia de mucosidad el intestino. Diurético. Calma los síntomas de la cistitis. Facilita el paso de la orina cuando la glándula prostática se ha inflamado.

Eneldo – *Anethum graveolens*
Familia: Apiáceas
País de origen: Región de las costas orientales del Mediterráneo

Método de extracción: Destilación por vapor de semillas, tallos y hojas.

- Para cólicos, dispepsia, flatulencia, normaliza los niveles de glucosa en sangre, contra indigestión, falta de menstruación, ayuda en la producción de leche materna. Estimula las secreciones digestivas. Recomendado para el hipo espasmódico. Atenúa espasmos uterinos y dolores de la menstruación, digestivo, carminativo, diurético, aromatizante, espasmos gastrointestinales, . Útil en la limpieza y desinfección de heridas, quemaduras y ulceraciones dérmicas.

Eucalipto alimonado – *Eucalyptus citriodora*
Familia: Mirtáceas
País de origen: Brasil, Madagascar
Método de extracción: Destilación al vapor de hojas y ramas.
- Este aceite no es compatible con tratamientos homeopáticos. Para pie de atleta y otras infecciones por hongos, caspa, herpes, repelente de insectos, heridas. Sistema respiratorio; asma, laringitis, garganta irritada, sistema inmune; catarros, fiebres. Bactericida, para infecciones de la piel y enfermedades infecciosas.

Eucalipto – *Eucalyptus globulus*
Familia: Mirtáceas
País de origen: Australia
Método de extracción: Destilación por vapor de las hojas.
No compatible con tratamiento homeopático. Para quemaduras, ampollas, cortadas, herpes, piquetes de insectos, repelente de insectos, infecciones de la piel, heridas, analgésico para dolores musculares. Circulación deficiente, artritis reumatoide. Sistema respiratorio: asma, bronquitis, catarro, tos, laringitis, sinusitis, neumonía. Alivia la cistitis y la leucorrea. Paperas, enfermedades infecciosas, debilidad, dolores de cabeza, neuralgia. Ayuda a encontrar la serenidad y el verdadero propósito en la vida. Cuando hay insatisfacción y la persona se reprocha los actos cometidos. En caso de diabetes es buen elemento anti-glucémico.

Fragonia - *Agonis fragrans*
Familia: Mirtáceas
País de origen: Australia
Método de extracción: Destilación al vapor de las hojas y ramas.
-Es sumamente suave para la piel. Tiene una agradable fragancia.
Sus propiedades anti infecciosas y antibacteriales se igualan a las
del árbol del té (*Melaleuca alternifolia*). Es efectivo como fungicida
contra la *Candida albicans*. También es antiinflamatorio, antibiótico,
equilibra todos los sistemas (sobretodo mental y emocional), es
expectorante y estimulante del sistema inmune.

Su función en el sistema respiratorio no es tan poderosa como el
eucalipto, pero lo suficientemente buena para usarse en inhalaciones
para combatir catarros, influenza y otras infecciones del pecho o
congestión en la cabeza. Las propiedades analgésicas de la Fragonia
han sido confirmadas en tratamientos para dolores musculares y
de articulaciones. Alivia dolores leves dentales. El hecho de que sea
tan suave y seguro (incluso para bebés y niños) y de tan agradable
olor hacen de la Fragonia un aceite esencial apto para muchos usos.
Este aceite esencial equilibra las emociones y ayuda a soltar viejos
patrones de conductas perjudiciales. Trastornos femeninos: falta
de deseo sexual, reglas dolorosas, irregulares o ausentes, problemas
hormonales, migrañas durante el periodo, sofocos (bochornos).

Galanga – *Alpinia officinarum*
Familia: Zingiberáceas
País de origen: Sur de Asia e Indonesia
Método de extracción: Destilación al vapor del rizoma.
- *P*ara problemas digestivos, bactericida, carminativo, estimulante
en caso de fermentación digestiva excesiva, diarrea, dolores de
estómago, úlcera gastroduodenal y flatulencias. Náuseas, vómito
e incluso mareos del viajero. Para "enfermedades frías" según
la medicina china. Asimismo se emplea por vía tópica sobre los
músculos doloridos o contusionados y sobre los dientes cariados,
para aliviar el dolor.

Gálbano – *Ferula galvaniflua /Ferula gummosa*
Familia: Umbelíferas
País de origen: Oriente medio - Irán
Método de extracción: Destilación al vapor de la resina.
-Resina aromática que se usaba para preparar incienso y perfume. Pudo haber sido la derivada de una planta umbelífera de la familia de la zanahoria, pero todavía no se ha establecido exactamente su identidad con la sustancia bíblica. La resina de esta planta se obtiene haciendo incisiones en el tallo a unos pocos centímetros del suelo. El jugo lechoso que exuda pronto se endurece para formar una resina aromática amarillo-pardusca que contiene una sustancia química, la umbeliferona. Hoy esta resina es un componente del barniz y se la usa como remedio. El gálbano era un ingrediente del incienso del Tabernáculo.
- Para abscesos, acné, barros, cortadas, inflamaciones, arrugas, circulación deficiente, dolores musculares, reumatismo, catarro, asma, bronquitis, tos crónica, calambres, flatulencia, indigestión, tensión nerviosa, estrés. A nivel energético y emocional es un aceite esencial tranquilizante y ayuda a la meditación.

Geranio - *Pelargonium graveolens*
Familia: Geranéaceas
Lugar de origen: Madagascar, Sur de África
Método de extracción: Destilación al vapor de las hojas, tallos y flores.
-Alivia cuando hay pérdida de fuerza de voluntad, indecisión, ansiedad o depresión. Regenerador celular, piel inflamada, piel madura, dermatitis, acné, eccema, piel grasa o congestionada, celulitis, quemaduras. Trastornos hormonales. Hemorroides. Repelente de mosquitos. Circulación deficiente, garganta irritada, tonsilitis, síndrome premenstrual, problemas de menopausia, tensión nerviosa, neuralgia, estrés.

Ghandi Root - *Homalomena aromatica*
Familia: Aráceas
Lugar de origen: India
Método de extracción: Destilación por vapor del rizoma.
Este aceite también se conoce como *Sugandh mantri*. *Ghandi* significa aromático en Hindi. Por lo que, Ghandi root o *Homalomena aromatica* significa 'Rey fragante'. Esta planta ha sido utilizada en el noreste de la India por siglos, para fines medicinales.
– Es analgésico, anti infeccioso, anti inflamatorio, antiséptico, antiespasmódico, bactericida, apoya el sistema inmune, sedante, tónico, restaura la vitalidad. En las emociones: ayuda a la meditación, se recomienda cuando la persona se prepara para una sanación espiritual, calma los nervios, actúa como antidepresivo.

Helichrysum o Immortelle (Siempreviva*) - Helichrysum italicum*
Familia: Asteráceas
Lugar de origen: Zona Mediterránea y sur de África
Método de extracción: Destilación al vapor de las flores.
- Antibiótico natural, antiespasmódico, anticoagulante, antiséptico, anti febrífugo, cicatrizante, colagogo, diurético. Indicado para casos de anemia. Alivia estados de estrés. Para abscesos, acné, condiciones alérgicas, dermatitis, eccemas, barros, inflamación, heridas, dolores musculares, reumatismo, torceduras, asma, bronquitis tos crónica, tosferina, expectorante. Alivia la congestión hepática (fortalece el hígado), congestión del bazo, infecciones por bacterias, catarros, fiebre, depresión, relajante, debilidad, letargia, cansancio nervioso, neuralgia. Alivia molestias en el oído, aplicar al exterior, alrededor de la oreja. Combate el vitiligo. Alivia o disipa los hematomas.

Hemlock – *Tsuga canadensis* – Abeto o Tuya del Canadá
Familia: Pináceas
Lugar de origen: Norte de Estados Unidos (Minnesota) hasta sur del Canadá Método de extracción: Destilación al vapor de las hojas (agujas).

Este es el árbol de la Tuya, una picea de cuyas agujas se extrae el aceite esencial medicinal. NO confundir con el otro vocablo en inglés Hemlock que significa cicuta (Coniium maculatum).

El aceite esencial de Tsuga fue utilizado por las tribus que habitaban al norte de los Estados Unidos y Canadá. Para sus remedios solían consumir las agujas de sus ramas en forma de té. Otros nombres comunes que le dan a esta especie de pino son: Picea Hemlock, Pino Picea, Hemlock Blanco. Prácticamente todas las *Piceas* tienen propiedades que benefician el sistema respiratorio.

Entre sus propiedades tenemos que: equilibra las emociones, su aroma ayuda a tener pensamientos elevados, pero manteniendo a la persona con los pies firmes sobre la tierra. Es excelente para ayudar a la conexión con lo divino y con la madre Tierra, por lo que es bueno para meditación y yoga. Es calmante y reconfortante para el espíritu. Afecta al plexo solar y el chakra de corazón.

De preferencia, siempre debe diluirse con un poco de aceite vegetal o crema líquida neutra.

Algunos veterinarios lo usan como linimento para los animales. Pero siempre se debe consultar, ya que los aceites esenciales pueden ser tóxicos para gatos, perros o caballos. Si se da a oler el aceite y el animal voltea la cabeza con señales de rechazo entonces no debe aplicarse, si, por el contrario, muestran curiosidad entonces ese aceite puede serles útil.

-El aceite esencial de Tsuga posee propiedades para aliviar problemas respiratorios, circulación defectuosa y dolores musculares y de articulaciones. Se trata de un poderoso aceite para combatir infecciones y ha sido utilizado para detener la invasión de Cándida y de enfermedades venéreas. También se le conoce como *Abies canadensis* o *Pinus canadensis*.

Los nativos de Norteamérica utilizaban la corteza de este árbol para aliviar catarros, promover la sudoración y aliviar condiciones de fiebre. Tiene el aspecto de un árbol de Navidad. Su contenido de terpenos, pineno y limoneno lo hacen especialmente útil para aliviar infecciones e inflamaciones. Es bactericida, antiséptico, alivia la tos, es astringente, diurético, expectorante, rubefaciente y tónico. También es útil contra el reumatismo, asma, bronquitis, influenza, ansiedad y estrés.

Hierbabuena – *Mentha spicata*
Familia: Labiadas
Lugar de origen: Europa, África y Asia. Ahora cultivada en casi todo el mundo.
Método de extracción: Destilación al vapor de las hojas y flores.
-Este aceite no es compatible con tratamientos homeopáticos. Para la piel, dermatitis, piel congestionada, acné. Sistema respiratorio: asma, bronquitis, condiciones de catarros, fiebre, sinusitis. Sistema digestivo: cólico, dispepsia, flatulencia, desórdenes hepáticos, náusea, vómito. Dolor de cabeza, fatiga, migraña, estrés nervioso, neurastenia.

Hierba de San Juan – *Hypericum perforatum* – (Hipérico)
Familia: Gutíferas
Lugar de origen: Se encuentra en casi toda Europa hasta Rusia
Método de extracción: Destilación al vapor de las flores.
-Para abscesos, acné, condiciones alérgicas, cortadas, dermatitis, eccemas, barros, inflamación, heridas, dolores musculares, reumatismo, torceduras, asma, bronquitis, tos crónica, tosferina, congestión hepática, congestión del bazo, infecciones por bacterias, catarros, fiebre. Es especialmente benéfico cuando hay condiciones de estrés y depresión, debilidad, letargia, cansancio nervioso, neuralgia. Aplicado al exterior ayuda a aliviar hemorroides.

Hinojo – *Foeniculum vulgare*
Familia: Apiáceas (Umbelíferas)
Lugar de origen: Zonas del Mediterráneo
Método de extracción: Destilación al vapor de las semillas del hinojo dulce.

Existen dos aceites de hinojo, el amargo y el dulce. Ninguno de los dos debe ser usado por epilépticos o durante el embarazo. El hinojo amargo no tiene uso en aromaterapia. El dulce es de gran impulso para alcanzar metas personales. -Ayuda en problemas de inseguridad, adicciones, alcoholismo, drogas y obesidad. Alivia problemas de la menopausia, SPM, amenorrea, dismenorrea. Combate la celulitis. No es irritante, pero puede ser narcótico en dosis altas. El hinojo dulce se utiliza para aliviar cortadas, piorrea, pieles grasas, celulitis, reumatismo, asma, bronquitis, anorexia. Alivia problemas digestivos, cólico, dispepsia, flatulencia, estreñimiento, hipo, náusea. También ayuda cuando hay leche escasa en madres lactantes.

Hisopo – *Hyssopus officinalis*
Familia: Labiadas
Lugar de origen: Europa meridional y Medio Oriente, también en zona mediterránea
Método de extracción: Destilación por vapor de las flores.
-Este aceite estimula las glándulas del tracto digestivo. En trastornos gastrointestinales como dispepsia, flatulencias, falta de apetito. En el sistema respiratorio está indicado como gran expectorante, alivia asma, bronquitis, catarros, congestión bronquial, exceso de mucosidad, tos seca. Útil en enjuagues bucales para encías sangrantes y gingivitis. No es irritante, debe usarse con moderación y evitarse durante el embarazo, al igual que personas que sufren de epilepsia; también contraindicado en casos de hipertensión. Para cortadas, dermatitis, eccema, heridas, presión baja, reumatismo, cólicos, amenorrea, leucorrea, gripa, ansiedad, estrés.

Hoja de Guayaba - *Psidium guajava*
Familia: Mirtáceas
Lugar de origen: Tailandia
Método de extracción: Destilación al vapor de las hojas.
-Para dolor de estómago y diarrea. Anti-espasmódico, anti-inflamatorio, analgésico, astringente. Se recomienda el uso del aceite esencial para fortalecer y tonificar el sistema digestivo.

Incienso /Olibano) - *Boswellia carterii*
Familia: Burseráceas
Lugar de origen: África oriental, especialmente en Somalia y Etiopía
Método de extracción: Destilación de la resina.
– Ayuda a la meditación. Evita la ansiedad y el estrés. Rompe vínculos del pasado que entorpecen el crecimiento personal. Tonifica y da firmeza a la piel. Es un excelente regenerador celular. En sistema respiratorio, fortalece los bronquios, controla el asma, la tos y el catarro. Tonifica el útero, ayuda a disfunciones hormonales. En sistema respiratorio, asma, bronquitis, tos, laringitis. Útil en problemas del sistema genitourinario. Tonifica y da firmeza a la piel, combate el acné, dermatitis, heridas. En últimas fechas, el aceite esencial de Incienso ha dado excelentes resultados al curar el cáncer.

Jazmín – *Jazminum officinale*
Familia: Oleáceas
Lugar de origen: Persia
Método de extracción: Técnica de enfleurage a base de solventes.
De este no se produce el aceite esencial porque resultaría demasiado costoso, se saca el *absoluto.*
-Para pieles grasosas, irritadas, pieles muy sensibles, espasmo muscular, torceduras, catarros, tos, ronquera, laringitis, dismenorrea, frigidez, dolores de parto, desórdenes uterinos, depresión, cansancio nervioso y estrés.

Jengibre *(Zingiber officinale)*
Familia: Zingiberáceas
Lugar de origen: India
Método de extracción: Destilación al vapor del rizoma.
Ayuda a elevar la energía cuando hay fatiga mental. Estimula la circulación y el apetito. Facilita la digestión, alivia la indigestión, cólicos, náusea y mareos. Útil en la congestión nasal, sinusitis, resfriados y fiebre. En el período de andropausia produce energía y vitalidad. Disminuye los dolores reumáticos y menstruales.

Favorece la expectoración. Mejora el flujo sanguíneo, por lo que previene las enfermedades cardiovasculares. Elimina el vértigo. Es un afrodisíaco natural, al estimular la libido. Es un antidepresivo natural. Combate el envejecimiento prematuro y reduce los niveles de estrés. Disminuye las migrañas.

El aceite esencial de jengibre ha sido estudiado a profundidad en los últimos años por sus beneficios para la salud como antioxidante y antiinflamatorio, pero ahora también se ha descubierto que tiene una actividad preventiva para el cáncer. Se dice que previene el cáncer de colon y de ovario. Según algunos estudios, se piensa que el aceite esencial del jengibre tiene la capacidad para destruir los radicales libres y elevar el número de antioxidantes en el cuerpo. Un estudio reciente sugirió que tanto el aceite esencial de jengibre como el de la cúrcuma pueden ser benéficos para sanar úlceras estomacales. Por otra parte, se aplicó el aceite esencial de jengibre en masaje sueco para aliviar el dolor en la espalda baja y en personas con debilidad en sus músculos de las piernas obteniendo un buen resultado.

Lavanda – *Lavandula angustifolia*
Familia: Labiadas
Lugar de origen: Francia
Método de extracción: Destilación por vapor de las flores y tallos tiernos.
A esta lavanda le llaman también "Lavanda verdadera" y se le considera como el rey de los aceites esenciales, por sus múltiples propiedades. Se recomienda tener un frasco de este aceite como parte del botiquín de primeros auxilios. -Cuando existe una quemadura al estar cocinando o una quemadura leve de otro tipo, bañar la zona con aceite esencial de lavanda. Esto evitará que se formen ámpulas, elimina la irritación y el dolor.
-Para abscesos, acné, alergias, dermatitis, psoriasis, pie de atleta, barros, heridas, eccema, para todo tipo de pieles, heridas. Dolor de oídos, inflamaciones, picaduras de insectos, repelente de insectos, Alivia lumbago, dolores musculares, reumatismo, torceduras, En

sistema respiratorio: asma, bronquitis, catarro, laringitis, infecciones de la garganta, tosferina. En sistema digestivo: halitosis, calambres abdominales, cólicos, dispepsia, flatulencia, náusea. En cistitis, dismenorrea, leucorrea, depresión, dolor de cabeza, hipertensión, migraña, tensión nerviosa, síndrome premenstrual SPM, estrés, ciática, vértigo. Por ser relajante, se recomienda su uso cuando la persona siente angustia o sufre de insomnio.

Lemongrás - *Cymbopogon citratus*
Familia: Gramináceas
Lugar de origen: India y Sri Lanka
Método de extracción: Destilación al vapor de las hojas frescas.
Se le conoce en México como zacate limón por sus hojas que nos recuerdan los largos pastos.
-Poderoso estimulante, ideal para combatir la fatiga mental, estados de ansiedad, estrés, depresiones leves, cansancio muscular y físico. Es hidratante, relajante, descongestivo, antiséptico. Combate el insomnio. Alivia dolores musculares. Aumenta las defensas del sistema inmunológico. Ayuda a combatir la hipertensión. Mejora las condiciones del aparato genitourinario y respiratorio, alivia la tos, contra resfríos y asma. Mejora los niveles de concentración.

Limón – *Citrus limón*
Familia: Rutáceas
Lugar de origen: Región nordeste de India, Birmania y China. Fue llevado a Sicilia y ahora se cultiva extensamente en España, California y otros países semi tropicales.
Método de extracción: Expresión de la piel en fresco.
-Antiséptico, bactericida, tónico venoso, antirreumático, depurativo, hipotensor, cicatrizante, diurético, hipoglucémico, insecticida. Para cuidados de la piel es sumamente útil como antiarrugas, astringente para pieles grasas, para eliminar celulitis, manchas de la piel por la edad, regenerador de verrugas y callos. Para herpes labial y picaduras de insectos. Para várices y hemorroides. Para heridas infectadas.

En infecciones bucales y de garganta. Tónico muscular. Para uñas quebradizas y cabello frágil o graso. Alivia estados emocionales, estrés, ansiedad, indecisión. En sistema respiratorio, catarros, bronquitis, baja la fiebre. Estimula el sistema inmunológico. En el hogar es un excelente desinfectante y aromatizante. En circulación deficiente. Para ciertos tratamientos que involucran un hígado inflamado.

Litsea cubeba – *Litsea may chang*
Familia: Laureáceas
Lugar de origen: Es nativa de China e Indonesia
Método de extracción: El aceite se extrae de los frutos que son como pequeñas pimientas.
No es tóxico, ni irritante. Para acné, dermatitis, sudoración excesiva, piel grasa. Como repelente de insectos. En sistema digestivo: flatulencia e indigestión. Útil para aliviar arritmia, presión alta, tensión nerviosa, insomnio, estrés. Una gota aplicada detrás de las orejas por la noche ayudará a tener un sueño reparador.

Mandarina – *Citrus reticulata*
Familia: Rutáceas
Lugar de origen: Zonas tropicales de Asia, en especial China
Método de extracción: Expresión de la piel en fresco.
Para el cuidado de la piel, acné, piel grasosa, cicatrices, estrías. Es tonificante; retención de líquidos, obesidad; problemas digestivos, hipo; problemas intestinales, sistema nervioso, tensión nerviosa, inquietud. Este aceite está indicado para niños y mujeres embarazadas en combinación con aceite vehicular.

Manzanilla alemana – *Matricaria recutita* – *Chamomilla officinalis*
Familia: Asteráceas
Lugar de origen: Península de los Balcanes y otras regiones de Europa
Método de extracción: Destilación al vapor de las flores.

Puede causar dermatitis y alergia en algunas personas. Útil en.trastornos gastrointestinales diversos como síndromes dispépticos, es carminativo, antiespasmódico, analgésico, antiinflamatorio y antiséptico. Para inflamaciones e infecciones de la piel.

Manzanilla romana – *Chamaemelum nobile* – *Anthemis nobilis*
Familia: Asteráceas
Lugar de origen: Nativa de Europa y Norte de Asia. Abundante en Grecia España.
Método de extracción: Destilación al vapor de las flores y tallos tiernos. No es tóxico, pero puede causar dermatitis y alergias en algunas personas. El aceite esencial es digestivo, carminativo, sedante, contra náusea, tónico, vasodilatador y antiespasmódico. Es anti inflamatorio, contra picaduras de insectos, dolor de dientes o cuando salen los dientes, circulación deficiente, para músculos y articulaciones, artritis, neuralgia, reumatismo. En dismenorrea, problemas de la menopausia, sistema nervioso, dolor de cabeza, tensión nerviosa, insomnio, migraña, estrés.

Mejorana – *Origanum majorana*
Familia: Lamiáceas
Lugar de origen: Área mediterránea y norte de África
Método de extracción; Destilación al vapor de las partes más tiernas de la planta que contienen hojas y flores.
No debe usarse durante el embarazo.
Analgésico, antiespasmódico, antiséptico, antiviral, bactericida, carminativo, Digestivo, diurético, emenagogo, expectorante, fungicida, hipotensor, laxante, relajante.
Para raspaduras, artritis, lumbago, dolores musculares, rigidez en los músculos, torceduras, asma, bronquitis, tos, cólico, estreñimiento, dispepsia, sumamente útil para eliminar gases (flatulencia), amenorrea, dismenorrea, leucorrea, SPM, catarros, dolor de cabeza, insomnio, migraña, tensión nerviosa, estrés.

Melissa (también conocida como Toronjil) – *Melissa officinalis*
Familia: Labiadas
Lugar de origen: Europa, el mayor cultivo proviene de Irlanda
Método de extracción: Destilación al vapor de las hojas y flores.
-Puede irritar la piel. En pieles sensibles usar en diluciones más bajas.
Es uno de los aceites que se adulteran con más frecuencia. Para alergias, picaduras de insectos, repelente de insectos. En concentración muy baja es un aceite valioso para tratar eccema y otros problemas de la piel. Para asma, bronquitis, tos crónica. En sistema digestivo para cólicos, indigestión, náusea. Útil en problemas de menstruación, hipertensión, migraña, insomnio, vértigo. Es tonificante del sistema nervioso por lo que se recomienda para ansiedad y depresión. El nombre botánico surge de la palabra griega para describir la *miel de abeja*. La planta se consideraba tan cicatrizante y curativa como la misma miel. Este aceite es estimulante, vasodilatador, reconstituyente, antiviral y anti bacteriano.

Mezclar un poco de crema líquida neutra con unas gotas de Melissa y aplicar sobre llagas, fuegos labiales que son resultado de fiebres altas, también sobre heridas que no cicatrizan o piquetes de insectos. En loción, agregar 1 ml (20 gotas) de aceite esencial de Melissa a 100 ml de agua destilada para aplicar con atomizador sobre la piel como repelente de insectos.

Menta – *Mentha piperita*
Familia: Lamiáceas
Lugar de origen: Inglaterra, pero se ha propagado por todo el globo
Método de extracción: Destilación al vapor de las inflorescencias y hojas.
Puede ser irritante en concentraciones altas.
Posible sensibilización debido al mentol. Para aromaterapia no es compatible con tratamientos homeopáticos.
-Para dermatitis, acné, dolor de muelas, neuralgia, dolores musculares, asma, palpitaciones, bronquitis, halitosis, sinusitis, cólicos, calambres digestivos, dispepsia, flatulencia, catarros, fiebres, sistema nervioso

débil, fatiga mental, migraña, estrés, vértigo. El aceite de menta en inhalaciones por vapor puede reducir las molestias de náusea y vómito; esto se comprobó durante un estudio a varias pacientes con cáncer de mama, quienes recibieron los vapores del aceite esencial de menta después de la quimioterapia y los síntomas de náusea y vómito se redujeron notablemente.

Menta Bergamota / Menta limón - *Mentha citrata*
Familia: Lamiáceas (Labiadas)
Lugar de origen: Europa, zonas en donde crecen las mentas y la hierbabuena
Método de extracción: Destilación al vapor de las hojas frescas.
-Antiespasmódico, re-equilibrante hepático, antiinflamatorio, antiinfeccioso, regulador del sistema nervioso, tónico general. En sistema digestivo: dispepsia, espasmos intestinales, infecciones gastrointestinales, insuficiencia pancreática, gastritis, flatulencia, náusea, parásitos intestinales, vómito. Benéfico para aliviar la ansiedad y la depresión. Sedante, combate el insomnio y estados de estrés.
En la menopausia alivia los bochornos.

Milenrama - *Achillea millefolium*
Familia: Compuestas
Lugar de origen: Amplias zonas de Asia en especial Iraq
Método de extracción: Destilación al vapor de la planta seca.
-Circulación, músculos y articulaciones: hipertensión arterial, arteriosclerosis, trombosis, artritis reumatoide. Piel: quemaduras, cortes, eccemas, acné, erupciones e inflamaciones de la piel, cicatrices, varices, heridas, estimula el crecimiento del cabello. Aparato digestivo: dolor de estómago, flatulencia, estreñimiento, indigestión, hemorroides. Sistema nervioso: insomnio, enfermedades por estrés. Aparato genitourinario: cistitis, menstruación dolorosa (dismenorrea), falta de menstruación (amenorrea). -Sistema inmunitario: gripe, resfriados.

Mirra – *Commiphora myrrha*

Familia: Burseráceas

Lugar de origen: Se cree que este pequeño árbol mítico crecía originalmente en Mesopotamia, entre los ríos Éufrates y Tigris. Se cultiva en Arabia y Etiopía.

Método de extracción: Destilación al vapor de la resina.

-Antiinflamatorio, analgésico, antimicrobiano, antiséptico, astringente, balsámico, cicatrizante, fungicida, sedante, revitalizante, sudorífico, tónico. Alivia problemas uterinos y es emenagogo. Es muy efectivo en casos de pie de atleta o pieles agrietadas y estriadas. También para heridas, arrugas y eccemas. Aparato respiratorio: bronquitis, asma, tos, catarro, expectorante, inflamación de garganta e infecciones de las encías. Aparato digestivo: flatulencia y gases, carminativo, diarrea, pérdida de apetito, hemorroides, y dispepsia Alivia contracturas musculares y dolores de cabeza. Vigorizante. Diurético, desinfectante, descongestivo Ayuda en la meditación. Protector personal. Transformador energético.

Mirto – *Myrtus communis*

Familia: Mirtáceas

Lugar de origen: Europa meridional y norte de África

Método de extracción: Destilación al vapor de las hojas, flores y frutos.

-Para enfermedades de la piel, acné, piel grasa, poros abiertos. Sistema respiratorio: asma, bronquitis, tos crónica, tuberculosis, catarro, enfermedades infecciosas. Sistema digestivo: diarrea, úlcera péptica. Hemorroides. Estudios clínicos sugieren que el aceite esencial de mirto posee una gama aún más amplia de beneficios ya que contiene antioxidantes. Tiene propiedades anticancerígenas, antivirales, antibacterianas y antifúngicas. También protege el hígado y el sistema nervioso. Combate hongos y moho. Cura úlceras bucales. Repelente de mosquitos. Elimina verrugas comunes.

Naranja dulce – *Citrus sinensis*
Familia: Rutáceas
Lugar de origen: India y Pakistán – pero se cultiva extensamente en España, Italia, California y Florida (E.U.) y México
Método de extracción: Por expresión de la cáscara fresca.
-Antiinflamatorio, antidepresivo, antiséptico, carminativo, diurético, tónico, sedante y colagogo. Cuidado de la piel para complexiones grasosas, úlceras labiales, circulación, músculos, obesidad, palpitaciones. Bronquitis, catarros, dispepsia, estreñimiento. Tensión nerviosa y estrés.

Nardo indico/Nardo espicanardo - *Nardostachys jatamamsi*
Familia: Amarilidáceas
Lugar de origen: India
Método de extracción: Destilación al vapor del rizoma.
-Para alergias, inflamación, insomnio, indigestión nerviosa, migraña, estrés y tensión. Calmante de las vías respiratorias. Contra flebitis. Antibacteriano. Estimula el crecimiento del cabello. Taquicardias. Es útil para el cuidado de todo tipo de piel. Psoriasis. Suaviza la piel madura. Contra la anemia. Várices, hemorroides. Insuficiencia ovárica.

Neroli - *Azahar o flor de naranja* – *Citrus auriantum var. Amara*
Familia: Rutáceas
Lugar de origen: India y África
Método de extracción: Destilación al vapor de las flores del naranjo (azahares).
Para cuidado de la piel, cicatrices, estrías, marcas venosas, piel madura y sensible, Arrugas. Músculos, palpitaciones, circulación deficiente. En sistema digestivo, diarrea crónica, flatulencia, espasmos, dispepsia nerviosa. Ansiedad, tensión nerviosa, depresión, shock, síndrome premenstrual SPM, estrés.

Niaouli – *Melaleuca quinquenervia*
Familia: Laureáceas

Lugar de origen: Madagascar
Método de extracción: Destilación al vapor de las hojas.
Este aceite a veces está adulterado. Verificar la certificación a partir del distribuidor.

Para cuidados de la piel: acné, barros, quemaduras, cortadas, piquetes de insectos, piel grasa, manchas, úlceras en la piel y heridas. Dolores musculares, circulación deficiente, reumatismo. Sistema respiratorio: asma, bronquitis, tos, sinusitis, garganta irritada, tosferina. Sistema genitourinario: cistitis e infecciones urinarias.

Pertenece a la misma familia del Árbol del té (*Melaleuca alternifolia*). Es antiviral y antiséptico. Es muy utilizado en los hospitales de Francia como antiséptico en ginecología. Alivia los trastornos respiratorios al dar un suave masaje sobre el pecho y la espalda, debidamente diluido en un poco de aceite vegetal.

También se puede dar masaje sobre la nuca o las sienes en caso de jaquecas, migrañas o fatiga.

Nuez moscada – *Myristica fragans*
Familia: Miristicáceas
Lugar de origen: Islas Molucas e Indonesia
Método de extracción: Destilación al vapor de las nueces.

La nuez moscada y el macis (la nuez está cubierta por una redecilla color naranja oscuro que también se seca y se usa en panadería y en otras preparaciones en la cocina) generalmente no son tóxicas ni irritantes, sin embargo las dosis altas pueden mostrar signos de toxicidad tales como náusea, taquicardia y estupor debido al contenido de miristicina.

Cuando se usa la nuez moscada en aromaterapia debe ser con moderación y de preferencia no utilizar durante el embarazo. Alivia problemas de artritis, gota, dolores musculares, circulación deficiente, reumatismo, flatulencia, indigestión, fatiga nerviosa, frigidez, impotencia, neuralgia.

Opopanax (CS) – *Commiphora guidotti*

Familia: Burseráceas:

Lugar de origen: Somalia

Método de extracción: Destilación al vapor de la resina.

Contiene monoterpenos y sesquiterpenos que ayudan a las infecciones e inflamaciones.

La extracción del Opopanax es similar a la del incienso y la mirra. Una goma se filtra por las incisiones, y luego se solidifica, dando un aspecto de gránulos color marrón.

Opopanax se usa en perfumería por ser dulce y balsámico.

-Alivia el estrés, el insomnio y dolores musculares. Se usa como repelente de insectos.

Es antiséptico, bactericida, anti inflamatorio y anti espasmódico. Se aplica en casos de diarrea. A nivel energético y espiritual, ayuda a la meditación y calma el espíritu. Tener cuidado pues es foto tóxico, por lo que la persona no debe asolearse. Debe esperar por lo menos doce horas después de su aplicación.

No confundir con *Pánace (Opopanax chironium)* que se cultiva en España. Es una planta a la que extraen las raíces y cortan los tallos con hojas, para despues usarlos en remedios medicinales populares como expectorante y antiespasmódico, y para combatir catarros y bronquitis.

Orégano - *Origanum vulgare*

Familia: Lamiáceas

Lugar de origen: Zonas soleadas del Mediterráneo

Método de extracción: Destilación al vapor de las hojas.

Puede ser irritante para la piel, usar siempre diluido en un poco de aceite vegetal.

Evitar durante el embarazo. Se trata de uno de un antiséptico poderoso. Elimina bacterias, hongos y parásitos Puede eliminar candidiasis, infecciones de la piel, verrugas y el pie de atleta. Estimula el sistema inmunológico. Actúa contra la inflamación de las encías y ayuda a mejorar resfriados, gripes y herpes.

-Es antiviral, antibacteriano, antifúngico, antioxidante, antiinflamatorio, digestivo, y anti-alergénico. Alivia las congestiones nasales y se ha destacado como un poderoso analgésico cuya ventaja es no tener efectos secundarios.

Pachuli o Pachulí – *Pogostemon cablin*
Familia: Lamiáceas
Lugar de origen: India
Método de extracción: Destilación al vapor de las hojas secas y fermentadas.

-Analgésico, antiinflamatorio, antiséptico, antidepresivo, ansiolítico, afrodisíaco, antihistamínico, anti parásitos, astringente, balsámico, calmante, cicatrizante, desodorante, digestivo, diurético, estimulante, fungicida, hepático e insecticida. Ayuda a la meditación, sedante, tranquilizante, tónico.

Equilibra y armoniza el sistema nervioso central. Ayuda a la recuperación del agotamiento y de padecimientos relacionados con tensión nerviosa. Reduce la fatiga mental. Disipa el letargo.

Regenera los tejidos cutáneos y las células. Bactericida y antialérgico cutáneo.

Reduce la inflamación y promueve la cicatrización de los tejidos. Los estudios de este aceite esencial han mostrado su utilidad en terapia contra la impotencia masculina. Estimulante del cuero cabelludo, evita la caída del cabello y alivia la alopecia nerviosa.

Puede usarse en tratamientos para bajar de peso ya que reduce el apetito y al mismo tiempo tonifica y afirma la piel. Benéfico para el hígado, riñones y bazo. Regula el peristaltismo gastrointestinal. Previene infecciones dentales al evitar sangrado de las encías.

Estimula el metabolismo y regula la producción de hormonas.

Palmarosa – *Cymbopogon martinii*
Familia: Gramíneas
Lugar de origen: Pakistán e India

Método de extracción: Destilación por vapor de las hojas antes de la floración.

El aceite esencial de Palmarosa es símbolo de equilibrio y tranquilidad. Esta planta es parienta de la citronela y el lemongrás. Se le conoce igualmente como Rosa Turca. Su aceite ha sido destilado desde el siglo XVIII y está presente en la medicina ayurveda. Fue utilizado en templos egipcios como incienso.

Ayuda a estabilizar el sistema nervioso central. Útil en casos de decaimiento, cansancio y cuando la persona está abrumada por problemas. Eleva y reanima.

Su sensación fresca sobre la piel se funde en un sentimiento de armonía y paz total. Ayuda a aclarar las ideas. Sus virtudes afrodisíacas pueden restaurar la libido y reavivar sensaciones sensuales. Alivia dolores de cabeza, sobre todo cuando van acompañados por náuseas. Es bactericida al actuar como antiséptico para la garganta.

Alivia la tos nerviosa. Su acción desinfectante en las habitaciones ha sido comprobada.

Es desodorante cuando hay exceso de calor y humedad. Repelente de insectos.

Estimula la regeneración celular de piel y tejidos; útil en el tratamiento de la piel seca, sensible e inflamada, incluso contra arrugas, ya que hidrata la piel. Es ideal para el sistema nervioso en casos de inseguridad, miedo o en personas con excesivo sentimiento de celos o controladoras.

Se recomienda para recuperar la armonía. Eleva las funciones del sistema inmunológico.

Palo de Rosa – *Aniba rosaedora*

Familia: Laureáceas
Lugar de origen: nativa de Brasil, Ecuador, Perú y Venezuela
Método de extracción: Destilación al vapor de las virutas de la madera.
-Fortalece el sistema inmunológico. En resfriados, fiebre e infecciones.

Relaja el sistema nervioso en caso de estrés. En sistema digestivo, reduce las náuseas y los dolores de cabeza generados por malestar estomacal.

En cuidados de la piel reduce el acné y la dermatitis. Ayuda a humectar la piel en casos de piel seca y sensible. Actúa como analgésico, antidepresivo, antiséptico, afrodisíaco, antibacteriano, desodorante e insecticida.

Palo Santo – *Bursera graveolens*
Familia: Burseráceas
Lugar de origen: América del sur
Método de extracción: La extracción es similar a la del incienso.

El Palo Santo es un árbol místico que crece sobre las costas de Sudamérica y está emparentado con el incienso, la mirra y el copal. Tiene notas dulces de pino, menta y limón. Entre sus aplicaciones tenemos que es un gran limpiador energético y sus propiedades curativas son similares a la salvia y al cedro. Se trata de una poderosa medicina que ha sido popularizada como guía en las emociones al mantener las energías aterrizadas y claras. Crea un agradable aroma que, incluso, ayuda a alejar a los mosquitos y otros insectos. Es popular en Ecuador y Perú. Aporta una fragancia que eleva el espíritu y ayuda a la meditación al permitir una conexión más profunda con el Origen de toda la creación. Se dice que el Palo Santo realza la creatividad y da buena fortuna a aquellos que están abiertos a su frecuencia.

Datos históricos interesantes: La madera de Palo Santo que se emplea para extraer el aceite esencial proviene de los árboles que han finalizado ya su ciclo de vida.

Una vez caído el árbol se inicia un proceso de transformación natural que dura entre 3 y 4 años. Sólo después de ese tiempo la madera adquiere características aromáticas y curativas. Se dice que los espíritus de los árboles del Palo Santo se materializan en el aceite esencial y son los responsables de que este sea tan potente.

-Es antidepresivo, extraordinario anticancerígeno, útil en el tratamiento para osteoporosis ya que contribuye a la regeneración de los huesos. El aceite esencial de Palo Santo es similar en sus efectos a los del incienso (*Boswellia carterii*), Las tribus de Sudamérica lo han utilizado como antiséptico, ideal para sanar heridas, esguinces y otras lesiones.

En aromaterapia médica el aceite se puede utilizar como ansiolítico ya que contrarresta los ataques de pánico y ansiedad.

También está indicado en problemas respiratorios, resfriados, tos y asma. Para dolores de cabeza y migrañas. Al usarlo en masajes ayuda a aliviar el dolor y la inflamación de los músculos y las articulaciones.

Tiene altos niveles de limoneno, un compuesto monoterpeno que tiene efectos quimio preventivos y quimio terapéuticos contra varios tipos de cáncer, como lo demuestran estudios hechos en Tokio, en donde se vio un 70% de éxito en la reducción de cáncer. También es rico en sesquiterpenos y alfa pineno. Sus compuestos son similares a los del sándalo (*Santalum álbum*).

Ayuda a eliminar la depresión. Testimonios muestran cómo luego de un mes de aplicar gotas de Palo Santo sobre zonas con osteoporosis, como muñecas, pelvis, caderas, fémures y otros huesos, el nivel de densidad ósea subió desde un 3% en esas áreas y se produjo una mejoría general de la enfermedad.

Consejos para usar el Palo Santo: En huesos y articulaciones: 2-3 gotas diluidas en una cucharadita de aceite vegetal, para reducir las molestias. Aplicar en masaje suave.

Patchouli - (Ver "Pachuli" - ya que este vocablo es el correcto en castellano)

Petitgrain – *Citrus aurantium subsp. amara*
Familia: Rutáceas
Lugar de origen: La naranja nace en Asia, pero la producción de este aceite se sitúa en Paraguay y FranciaMétodo de extracción:

Destilación al vapor de las ramas, hojas y frutos verdes pequeños sin madurar.

-Es analgésico, antiséptico, antidepresivo, ansiolítico, antiespasmódico, desodorante, refrescante, tónico nervioso y estimulante estomacal. Ayuda a mejorar la digestión al reducir gases y espasmos.

Pimienta negra - *Piper nigrum*
Familia: Piperáceas
Lugar de origen: Malabar y las costad de India
Método de extracción: Los granos verdes de la pimienta se cortan y se dejan secar.
Cuando se arrugan y se ponen negros se preparan para extraer el aceite por destilación al vapor.
-Es analgésico, antiséptico, antiespasmódico, antitóxico, afrodisíaco, digestivo, diurético, febrífugo, laxante, rubefaciente y tónico (especialmente del bazo). Aumenta la circulación, al igual que el jengibre, por lo que está indicado cuando hay frío físico o emocional. Se recomienda para la anemia. Útil para aliviar edemas de la piel por golpes.
Alivia el reumatismo. Buen remedio para resfriados y gripe. Promueve la sudoración.
Expectorante. Estimula y fortalece los nervios y la mente. Ayuda a promover la concentración. Es útil para mantener el estado de alerta cuando se conduce el auto durante largas distancias. El uso excesivo puede sobre estimular los riñones. Se debeutilizar con moderación y en bajas concentraciones para evitar irritaciones.

Pino – *Pinus sylvestris*
Familia: Pináceas, género *Pinus*
Lugar de origen: Escocia y Noruega
Método de extracción: Destilación al vapor de las agujas.
-El aceite de pino es un fuerte apoyo medicinal. Es antiséptico, analgésico,anti microbiano, insecticida, diurético, aromático,

desinfectante y anti inflamatorio. Tiene un efecto curativo en el sistema endocrino y apoya al cuerpo a limpiar impurezas de la piel y problemas como la psoriasis, acné y furúnculos.

También ayuda a eliminar la resequedad en el cuero cabelludo y la caspa. Es antifúngico.

El hidrosol de Pino es un estimulante inmunológico y tónico corporal que mejora el equilibrio mental y físico en general. Dadas sus poderosas propiedades analgésicas, el aceite de pino funciona para personas que tienen dolor de articulaciones, artritis y reumatismo. Si se usa tópicamente, puede ayudar a aliviar dolores musculares en general. Es expectorante, anti congestivo y reduce la recurrencia de sinusitis. Al ser antioxidante, protege de las enfermedades, la degeneración muscular y trastornos del sistema nervioso. Estimula el cuerpo y la mente y tiene un efecto energizante.

Plai - *Zingiber cassumunar*
Familia: Zingiberáceas
Lugar de origen: Tailandia
Método de extracción: Destilación al vapor de los rizomas de la planta fresca.
-Gran analgésico. Para masajes terapéuticos puede aplicarse mezclado con aceite macerado de calendula, aceite de girasol o de almendras dulces, de sésamo o jojoba. Para tensión muscular y dolor en las articulaciones. Contiene curcumina, que ha demostrado ser extremadamente útil para aliviar inflamación. En la sabiduría tradicional tailandesa, el Plai natural es un aceite que puede aplicarse con toda efectividad en terapias, mezclado con aceites vehiculares en spas o balnearios en masajes para relajar y eliminar dolor de espalda, inflamación o entumecimiento. Se puede aplicar (sin frotar) en esguinces o golpes debidos a trabajos manuales, por molestias causadas por los deportes y también caídas.
Ayuda a desintoxicar las picaduras de insectos, heridas crónicas y úlceras inflamadas.

Ravensara - *Ravensara aromatica*
Familia: Laureáceas
Lugar de origen: Madagascar
Método de extracción: Destilación al vapor de las hojas frescas.
Este aceite y su primo hermano, el aceite esencial de Ravintsara *(Cinnamomum camphora)* han provocado confusión por la similitud en el nombre.
El aceite de Ravensara es analgésico, anti-alergénico, antibacterial, antifúngico, antiséptico, antiespasmódico, antiviral, afrodisiaco, desinfectante, diurético, expectorante, relajante y tónico. Disminuye el estrés, es antidepresivo y ayuda a eliminar el cansancio. Alivia las contracturas y dolores musculares por su acción antiinflamatoria. Es importante observar que si se tienen los dos aceites (Ravensara y Ravintsara) se contará con un gran apoyo para los problemas invernales por sus propiedades anti estrés y la protección al sistema inmune.

Ravintsara - *Cinnamomum camphora*
Familia: Lauráceas
Lugar de origen: Madagascar
Método de extracción: Destilación al vapor de las hojas frescas.
En la isla de Madagascar se le conoce como "el árbol que cura" Este aceite es especialmente benéfico para el sistema inmunológico. También es antiviral. anti catarral y expectorante. Energizante, combate la fatiga, el nerviosismo y la depresión.
El aceite esencial de Ravensara importado de Europa puede contener limoneno, metil-chavicol y metil eugenol entre otros componentes químicos, el de Ravintsara se destaca por su contenido de cineol. El aceite de Ravintsara, es similar al del eucalipto en que combate los virus que se derivan de infecciones respiratorias como la gripe y laringitis. También es un antialérgico.

Rododendro – *Rhododrendon anthopogon*
Familia: Ericáceas
Lugar de origen: Nepal, regiones del HImalaya
Método de extracción: Destilación al vapor de hojas y flores.
Contiene monoterpenos y sesquiterpenos que poseen propiedades anti infecciosas y antiinflamatorias. Se usa para aliviar congestión en vías respiratorias, también en preparaciones para regenerar la piel y el cabello. El aceite esencial es antiespasmódico, calmante y descongestionante, Según la aromaterapia del Himalaya, ayuda a que la persona esté centrada y aterrizada. En la medicina tradicional tibetana (Sowa Rigpa) las hojas y las flores son utilizadas para preparar té y los curanderos himalayos lo preparan para promover el calor digestivo en las personas, para estimular el apetito y aliviar desórdenes hepáticos. El té también lo beben para aliviar irritación de garganta, dolores de cabeza, dolor de espalda, desórdenes en la sangre, enfermedad de los huesos, alergias a las papas y vómitos.

El rododendro es una de las plantas del Himalaya que se usan como incienso porque simbolizan los elementos que son ofrecidos para santificar y dar paz al medio ambiente.

Algunos investigadores italianos de la Universidad de Padova analizaron la composición de un aceite esencial de la especie *Anthopogon rododendro* y aislaron compuestos que tienen un efecto letal significativo para eliminar cepas de bacterias como el estafilococo áureo y hongos como la cándida. El mismo estudio italiano determinó que el aceite esencial redujo el crecimiento de células cancerosas.

Romero – *Rosmarinus officinalis*
Familia: Lamiáceas
Lugar de origen: Sur de España y norte de África, aunque crece profusamente por toda la costa del Mediterráneo.
Método de extracción: Destilación al vapor de las hojas.

Analgésico, antidepresivo, antiespasmódico, cicatrizante, antiséptico pulmonar, carminativo, antirreumático, emenagogo, tónico. Útil para el crecimiento del cabello.

Es un gran estimulante que aumenta la agilidad mental, la concentración y la memoria.

Favorece la circulación sanguínea y fortalece el sistema inmunológico. Alivia enfermedades respiratorias y del sistema digestivo. Tiene propiedades diuréticas y mejora el funcionamiento hepático (remedio contra la ictericia). Alivia dolores musculares y problemas óseos como artritis, esguinces, lumbago. Es un gran aliado para combatir problemas originados por estrés. Ayuda a recuperar el apetito.

Rosa - *Rosa damascena – Rosa otto*
Familia: Rosáceas
Lugar de origen: Oriente medio
Método de extracción: Destilación al vapor de los pétalos.
Es antiséptico, astringente, antiinflamatorio, relajante, desintoxicante, emenagogo, regenerador, mejora la circulación, regula la producción de grasa, alivia el acné, regenera y desintoxica la piel, ayuda al sistema hormonal de la mujer.

El aceite de Rosa damascena es un tónico para el hígado y el intestino al actuar como regulador y estimulante. Además, facilita la expectoración de la mucosidad en los bronquios. Proporciona bienestar psicológico. Aporta vitalidad al corazón y energía para combatir la tristeza, la depresión y los pensamientos negativos.

Es un tónico para el cerebro. Se le atribuyen propiedades afrodisiacas.
Las dos principales variedades de rosas que se cultivan son la Rosa damascena o rosa de Damasco que crece en Bulgaria, Turquía, Rusia, Pakistán, India, Irán y China.
Y la *Rosa centifolia* que crece en Marruecos, Francia y Egipto.
Los compuestos químicos más comúnmente presentes en el aceite de rosas son:
citronelol, geraniol, nerol, linalool, limoneno y eugenol entre otros.

Rosalina - *Melaleuca ericifolia*
Familia: Mirtáceas
Lugar de origen: Australia
Método de extracción: Destilación de las hojas.
Este es relativamente un nuevo aceite esencial de Nueva Gales del Sur. Es muy Suave, por lo que se puede recomendar para niños en problemas de oído, nariz y garganta. En Australia, se ha utilizado tradicionalmente de la misma manera que el aceite esencial de árbol del té (*Melaleuca alternifolia*). En la actualidad, la Rosalina está indicada como antimicótico, antiviral, antiparasítico y antiinflamatorio. Es sedante y puede ayudar a combatir el insomnio.

Salvia esclarea – *Salvia sclarea*
Familia: Lamiáceas
Lugar de origen: Europa central y hasta el oeste de Asia
Método de extracción: Destilación al vapor de las hojas y flores, Estomacal, astringente, antiespasmódico, estimulante, antiséptico, emenagogo.
En trastornos digestivos, calambres, diarreas. Problemas del oído: timpanitis.
Es estimulante, antidepresivo, diurético, combate la sudoración excesiva, Ayuda durante la menopausia ya que beneficia la producción de estrógenos. Reactiva la circulación. Para combatir bronquitis, impotencia, agotamiento, problemas menstruales y para tratamientos de la piel grasa, caída del cabello y desinfección de heridas y úlceras. No debe usarse durante el embarazo. Se prefiere siempre utilizar la *Salvia sclarea* en vez de la *Salvia officinalis* ya que esta última contiene un principio tóxico.

Sándalo – *Santalum album*
Familia: Santaláceas
Lugar de origen: India y algunas zonas de China. Últimamente también en Australia, Sobre todo porque los árboles en la India han sido sobre explotados y hay una escasez de este aceite.

Método de extracción: Destilación de la madera y raíces.

Astringente suave, fungicida, anti parásito, cicatrizante, hidratante de la piel y sedante.

Reafirma la piel. Buen relajante muscular. En sistema respiratorio combate la bronquitis, catarro, tos seca, laringitis, dolor de garganta y asma. Útil para aliviar diarrea y náusea. Se ha utilizado para combatir alteraciones producidas por fibromialgia y lupus. Es un gran calmante que ayuda a eliminar la depresión, trastornos derivados del estrés y también cuando hay tensión o ansiedad. En meditación ayuda a superar pérdidas. Favorece la creatividad. Beneficia la calidad del sueño. Sobre la piel tiene un efecto hidratante y equilibrador. Se utiliza para la piel agrietaday para regenerar cicatrices y estrías. También en casos de eccema e inflamación.

Saro - *(Cinnamosma fragrans)*
Familia: Celáceas
Lugar de origen: Madagascar
Método de extracción: Destilación al vapor de las hojas.
La palabra "saro" en su lugar de origen significa "lo que combate el mal".

Es antiviral, anticatarral, expectorante, antibacteriano, inmuno modulante, antimicótico, antiespasmódico, calmante, neuro tónico, astringente para la piel y antiparasitario. Para infecciones virales y bacterianas de las vías respiratorias, gripes, reumas, sinusitis, otitis, anginas. Infecciones urinarias, cistitis y uretritis.

Infecciones ginecológicas, leucorreas, vaginitis, displasia. Infecciones bucodentales, gingivitis, aftas, abscesos. En astenia (fatiga profunda). En depresiones nerviosas.

En infecciones dermatológicas, micosis, herpes y ácaros. Ayuda a borrar las estrías..

En infecciones parasitarias, amibiasis. En diarreas, disenterías y fermentaciones (gases excesivos). En cosmetología para arrugas y cicatrices.

Uso interno: Una gota en una cucharadita de miel de abeja en caso de anginas.

Uso externo: para fricciones o masajes en las zonas afectadas. Para difusión en mezclas con otros aceites para sanar la atmósfera y ayudar a problemas en vías respiratorias y para elevar la energía. Se usa tradicionalmente por sus propiedades terapéuticas excepcionales como tónico después de un esfuerzo o como antídoto en caso de envenenamiento. Es un aceite esencial muy suave que se puede utilizar puro sobre la piel.

No utilizar durante los primeros tres meses de embarazo.

Sitka - *Picea sitchensis*
Familia: Pináceas
Lugar de origen: Alaska
Método de extracción: Destilación al vapor de las agujas.

La Pícea de Sitka, es una conífera que puede llegar a medir 100 metros de alto y su tronco mide unos 5 metros de diámetro o más. Es la mayor de todas las especies del género Picea, y la tercera conífera más grande del mundo, después de las majestuosas Sequoias rojas y el abeto de Douglas. El nombre de esta pícea proviene de la localidad de Sitka, Alaska.

-Este aceite es analgésico, antimicótico, antiinflamatorio, antirreumático, antiséptico, antiespasmódico, descongestivo, desodorizante, mucolítico, rubefaciente, sedante. Se mezcla bien con aceite esencial de Rosalina (*Melaleuca ericifolia*)

Sugandha kokila – *Cinnamomum glaucescens*
Familia: Lauráceas
Lugar de origen: Bután, India y Nepal
Método de extracción: Destilación al vapor del pericarpio de los frutos.

-Mejora la circulación, reduce el dolor y la inflamación en músculos y articulaciones.

Alivia la artritis (es muy efectivo si se mezcla con enebro). También ayuda a controlar infecciones. En las emociones, la Sugandha kokila eleva el ánimo y aclara la mente. Aporta la sensación de sentirse apoyado y cuidado. Es útil en situaciones de ansiedad y estrés relacionadas con cambios de humor o estados de ánimo alterados. Brinda energía. Ayuda a sentir mejor la vida, a disfrutarla más. Mejora la circulación en vías biliares.

Tomillo – *Thymus vulgaris*
Familia: Labiadas
Lugar de origen: Europa, Asia occidental y norte de África
Método de extracción: Destilación al vapor de las hojas y flores.
-Estimula la circulación, activa el sistema nervioso, protege el sistema inmunológico, combate infecciones, es un antibiótico natural, tónico y favorece la menstruación.
Tiene propiedades digestivas y carminativas. Es depurativo. Estimula la mente mejorando la memoria. Es cicatrizante, alivia infecciones en la piel.. Para dolor de cabeza. Tiene propiedades como vasoconstrictor y por ello reduce la inflamación y alivia la retención de líquidos. Repelente de insectos.
En sistema respiratorio alivia catarros, gripes, bronquitis y asma.

Toronja (Pomelo) – *Citrus paradisi*
Familia: Rutáceas
Lugar de origen: Barbados – la mayor producción proviene de Estados Unidos
Método de extracción: Expresión de la piel, como todos los cítricos.
-Da tono a la piel y los tejidos, para acné, piel congestionada y grasosa. Ayuda al crecimiento del cabello. Útil para mejorar la circulación. Alivia músculos adoloridos, para la celulitis, obesidad, rigidez, retención de líquidos, sistema inmune, resfriados y catarros. Depresión, dolores de cabeza, cansancio nervioso, estrés

Vetiver – *Vetiveria zizanoides*
Familia: Gramíneas
Lugar de origen: India
Método de extracción: Destilación al vapor de las raíces.

-Es antiséptico, antiespasmódico, ansiolítico, analgésico, antiinflamatorio, afrodisiaco, cicatrizante, calmante, fortalece los huesos. Benéfico para eliminar contracturas. . Útil en el tratamiento del reumatismo, artritis, dolores musculares, calambres y piel reseca. Cardiaco, cordial, cicatrizante, cefálico. Insecticida, Estimulante, Desodorante, Hepático, Hipnótico, Nervino, Relajante, Ayuda a regular la temperatura corporal. Energizante.Tónico.

Wintergreen – *Gaultheria procumbens*
Familia: Ericáceas
Lugar de origen: México y partes de Estados Unidos
Método de extracción: Destilación al vapor de las hojas previamente maceradas en agua caliente.
Puede ser tóxico e irritante para algunas personas. Es anti-reumático, antiinflamatorio, analgésico, antipirético, anticoagulante, tiene efecto como antiséptico urinario.
Es diurético, emenagogo, tiene acción rubefaciente, es astringente, anti diarreas, hemostático local y cicatrizante.

Ylang ylang – *Cananga odorata*
Familia: Anonáceas
Lugar de origen: India, Java y Filipinas
Método de extracción: Destilación al vapor de las flores.
-Antiséptico, hipotensor, tónico capilar, anti espasmódico, sedante del sistema nervioso, astringente y equilibrante. Regula la grasa en pieles grasas o acnéicas, y regenera las pieles secas y envejecidas. Alivia picaduras de mosquitos. Relajante muscular.
En las emociones, aumenta la alegría, la positividad y la creatividad. Es ligeramente afrodisiaco.

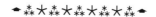

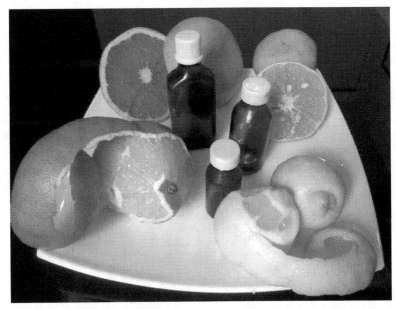

Cítricos: toronja, naranja, mandarina y limón

SEGUNDA PARTE

En esta sección te indico los aceites esenciales que puedes usar para mejorar alteraciones físicas y emocionales. Busca la molestia o la enfermedad para saber cuáles aceites son los indicados. Me permito señalar que he hecho una investigación profunda, sin embargo, podrías notar que falta alguna indicación, por lo que te ruego ser comprensivo/a y no tomarlo a mal pensando que mi trabajo no está completo. Al mejor cazador se le va la liebre. Mientras viva, estoy abierta a comentarios de mis colegas y alumnos. Siempre se puede agregar datos importantes para mejorar cualquier investigación..

Buscar por orden alfabético

Aclara la mente (meditación) – Cedro (ayuda a la espiritualidad, a eliminar el control, abre las vías para la bondad) – Davana – Elemi – Hemlock - Incienso (calma el espíritu a través de la meditación) – Opopanax – Pachulí – Palo Santo – Sugandha kokila – Abeto negro o *Picea mariana* (devuelve la confianza y da valor)

Afrodisiaco – Cardamomo – Davana – Jengibre – Palmarosa –Palo de rosa – Pimienta negra – Rosa - Ylang-ylang – Pachuli - Vetiver

Amenorrea – Ausencia de menstruación

Analgésico – Abeto blanco – Albahaca sagrada (Tulsi) - Alcaravea – Cardamomo - Cedro – Clavo – Elemi – Eucalipto - Fragonia – Galanga – Ghandi root - Helichrysum – Hoja de guayaba – Lavanda – Manzanilla alemana – Mejorana – Menta – Mirra – Orégano – Pachuli – Palo de rosa – Petitgrain – Pino – Plai – Ravensara – Romero – Sitka – Vetiver - Wintergreen.

Anemia – Angélica - Nardo

Anestésico - Mirra

Anorexia – Angélica – Canela – Hinojo -

Ansiolítico – Albahaca - Cedro – Pachuli - Lemongrás - Petitgrain

Antialérgico – Pachuli – Orégano - Ravensara

Antibiótico – Abeto balsámico (heridas y quemaduras leves) – Árbol del té – Fragonia - Helichrysum – Cajeput (infecciones virales) – Cisto – Clavo - Tomillo

Anticancerígeno - Incienso – Mirra – Palo Santo – Romero -

Anti depresivo – Davana – Cedro – Fragonia – Albahaca – Angélica – Sugandha (eleva el ánimo, ayuda a que la persona se sienta apoyada, ansiedad y estrés o estados de ánimo alterados) – Palo de rosa – Pachuli – Palo Santo - Romero – Petitgrain – Salvia esclarea – Sándalo – Benjuí

Anti envejecimiento – Helichrysum – Mirra (antiarrugas) – Neroli

Antiespasmódico – Alcaravea - Cedro – Davana – Helichrysum – Ylang-ylang – Canela – Ghandi Root – Hoja de guayaba – Saro – Ciprés – Menta bergamota – Ravensara – Romero - Petitgrain – Salvia esclarea - Vetiver

Antihelmíntico – Davana

Antihistamínico – Plai – Nardo de Indias (alergias) – Pachuli

Anti infeccioso – Albahaca - Davana (infecciones cutáneas, tétano, estrías, espinillas, acné y barros) - Canela – Citronella – Cúrcuma – Hemlock (contra Cándida y combate enfermedades venéreas) – Milenrama – Rododendro – Menta bergamota -

Antiinflamatorio – Alcaravea – Fragonia – Plai - Helichrysum – Ghandi Root-Hoja de guayaba–Manzanilla Romana–Mirra–Nardo– Orégano - Pino – Rododendro – Rosa – Sitka – Wintergreen – Clavo – Copaiba – Menta bergamota – Pachuli - Rosalina – Benjuí - Vetiver

Antimicótico (Fungicida) - Cedro – Davana – Fragonia – Helichrysum – Curcuma – Eucalipto alimonado (pie de atleta e infecciones) – Lavanda (pie de atleta) – Mirra (pie de atleta) – Orégano - Pino – Saro - Sitka – Sugandha – Clavo – Pachuli – Abeto negro – Ravensara – Rosalina – Sándalo

Anti microbiano (Bactericida) – Bergamota – Cisto - Fragonia (similar a la actividad del Árbol del Té) – Gandhi root - Helichrysum – Hemlock - Hierba de San Juan – Melissa – Mirra – Orégano - Pino – Plai – Saro – Pachuli - Ravensara - Rosalina

Antioxidante – Davana – Helichrysum – Mirra – Orégano - Pino

Anti parasítico – Alcaravea – Canela (contra piojos y otros parásitos) - Cúrcuma (parásitos como el áscaris y oxiuros) - Mirra – Saro – Clavo – Orégano – Pachuli – Abeto negro – Sándalo

Anti reumático (también ver Reumatismo) – Abedul – Albahaca – Angélica – Anís estrella – Cedro (artritis, reuma) – Incienso (dolores musculares, reumatismo) – Limón – Sitka – Wintergreen – Cisto – Ciprés – Abeto negro - Vetiver

Antiseborréico – Cedro - Ciprés

Antiséptico – Árbol del Té - Cedro – Clavo - Helichrysum – Ylang-ylang – Mirra – Ghandi Root – Hemlock – Mirra – Palo Santo – Pino – Rosa – Sitka – Salvia esclarea - Wintergreen – Ylang ylang – Cisto (en caso de leucorrea) – Pachuli – Abeto negro o *Picea mariana* – Ravensara – Romero – Petitgrain – Benjuí

Anti tóxico – Enebro (acumulación de toxinas) -

Anorexia – Cardamomo –

Ansiolítico – Abeto blanco – Albahaca – Bergamota – Cedrón – Enebro. Geranio - Hemlock – Hisopo – Incienso – Melissa – Menta bergamota – Pachulí – Petitgrain – Sándalo – Sugandha kokila – (También ver Sistema Nervioso) -

Articulaciones (dolor e inflamación) – Abedul – Abeto blanco – Angélica – Hemlock – Canela – Manzanilla Romana – Milenrama – Palo Santo - Plai – Limón - Sugandha - Copaiba (articulaciones inflamadas)

Artritis – Abedul – Abeto blanco - Alcanfor – Fragonia – Cajeput – Cedro – Cisto - Enebro (arteriosclerosis) – Eucalipto (artritis reumatoide) – Manzanilla Romana – Mejorana – Milenrama (artritis reumatoide) – Pino – Romero - Sugandha –

Astringente – Alcaravea - Cedro – Ciprés – Cisto - Hemlock – Hoja de guayaba – Mirra – Rosa – Wintergreen – Ylang ylang – Pachuli - Salvia esclarea – Benjuí

Caída del cabello – Cedro – Ylang-ylang (tónico) También ver Problemas del cabello.

Calambres (pueden presentarse debido a un desequilibrio de potasio o calcio, por lo que es fundamental revisar los niveles de estos minerales, o pueden ocurrir por exceso de esfuerzo físico y falta de hidratación) – Albahaca – Anís estrella – Gálbano – Lavanda (calambres abdominales)

Carminativo – Alcaravea – Galanga – Romero – Benjuí

Celulitis – Abedul – Enebro – Geranio – Hinojo Dulce - Limón

Circulación – Abedul – Abeto blanco – angélica – Anís – Canela-Eucalipto – Gálbano (circulación deficiente) - Geranio - Hemlock (rubefaciente) – Limón (circulación deficiente) – Manzanilla Romana (circulación deficiente) – Milenrama – Naranja dulce – Neroli (circulación deficiente) – Sugandha – Toronja - Cassia (activa la circulación y la energía primaria) Ciprés (vasoconstrictor) – Romero – Salvia esclarea (activa la circulación)

Cistitis – Abeto balsámico – Cedro – Cajeput (infecciones urinarias) – Eucalipto – Milenrama

Colagogo – Helichrysum

Concentración y Memoria – Lemongrás – Cisto – Romero (estimulante que aumenta la agilidad mental, la concentración, la memoria y la conciencia mental)

Contracturas musculares (ver Dolores musculares) –

Debilidad (cansancio en general, poca energía, desgano) – Canela – Jengibre – Cardamomo (fatiga mental) - Citronella (fatiga) – Eucalipto – Helichrysum- Hierbabuena (fatiga) – Hierba de San

Juan (letargia) - Lemongrás (cansancio físico) – Abeto negro (*Picea mariana*) En astenia profunda y agotamiento – Salvia esclarea (para el agotamiento) – Benjuí (energizante, aumenta la fuerza física)

Desinfectante – Árbol del té – Pino - Sitka

Desodorante – Alcaravea – Citronella - Sitka – Petitgrain – Salvia esclarea (combate la sudoración excesiva) - Benjuí

Diabetes – Davana - Eneldo (normaliza los niveles de glucosa en sangre) -

Diarrea – Canela – Hoja de Guayaba – Menta – Nuez Moscada – Limón – Ajedrea – Copaiba -

Dismenorrea (menstruación dolorosa; ver problemas ginecológicos)

Diurético – Cedro – Helichrysum – Alcaravea – Angélica (retención de líquidos) – Eneldo – Hemlock – Pino – Wintergreen – Ciprés – Copaiba – Pachuli – Ravensara - Romero – Salvia esclarea – Benjuí

Dolor de Cabeza y Migraña – Alcaravea – Angélica – Citronella (migraña, neuralgia) – Eucalipto (neuralgia) – Hierbabuena – Lavanda – Manzanilla Romana (neuralgia, migraña) – Mejorana (migraña) – Menta (neuralgia, migraña) - Nardo de Indias (migraña) – Palo Santo – Rododendro - Toronja

Dolores musculares – Abedul – Alcanfor – Alcaravea (alivia espasmos y calambres musculares) - Angélica – Anís estrella Davana – Helichrysum (dolores, usarlo en sinergia con manzanilla y otros – ver Fórmulas) – Fragonia – Ylang ylang (relajante muscular) – Abedul – Albahaca (para dolores) - Cajeput – Canela – Enebro – Eucalipto (dolores) - Gálbano (dolores) – Hemlock (circulación defectuosa y dolores musculares) – Hierba de San Juan – Jazmín (espasmo muscular y torceduras) - Lavanda (ciática o lumbago, torceduras) – Lemongrás – (cansancio y dolor muscular) – Limón (músculos) – Manzanilla Romana – Mejorana (lumbago, dolor, rigidez en los músculos, torceduras) – Menta – Milenrama – Naranja dulce – Neroli – Palo Santo (sana esguinces y otras lesiones, alivia el dolor y la inflamación) - Pino (degeneración muscular) – Plai – Sugandha – Toronja (rigidez y fatiga muscular) – Ylang ylang (relajante muscular) – Cisto (relajante muscular) – Copaiba – Ravensara (antiinflamatorio) – Romero (esguinces, lumbago) – Sándalo (relajante muscular) – Vetiver (contracturas)

Edema - Abedul -

Elimina metales pesados – Helichrysum

Elimina toxinas – Abedul

Embarazo – En general no se recomienda el uso de aceites esenciales durante el embarazo.

Emenagogo (estimula la menstruación)– Alcaravea - Davana - Rosa – Wintergreen – Romero – Salvia esclarea

Emociones – Hemlock (equilibra las emociones aterriza, pensamientos espirituales, meditación, afecta el chakra del corazón, bueno para el yoga) - Palo Santo (liberación emocional, dolor) – Alcaravea (reemplaza las energías perdidas, aumenta la viveza, elimina los bloqueos mentales, promueve las emociones, predispone a la mente a ser más receptiva, aviva la conciencia mental)

Esclerosis múltiple – (Aunque se dice que esta enfermedad es incurable, existen testimonios de personas que han mejorado de manera importante usando el aceite esencial de abeto negro o *Picea mariana*. Esta información proviene de las investigaciones del Dr.

D. Penöel en su libro *L'Aromathérapie Exactement*. Se sugiere su uso para restaurar la mielina.

Especialidad para infantes – Mandarina – Manzanilla – Rosalina (para niños con problemas de oído, nariz y garganta, también como antimicótico, antiviral, antiparasítico y antiinflamatorio) – Lavanda - Fragonia

Expectorante - Abeto negro – Abeto blanco - Alcaravea – Anís verde – Anís estrella - Cedro – Ciprés – Cisto – Copaiba – Davana – Elemi - Fragonia – Helichrysum – Hemlock – Hisopo – Jengibre - Incienso – Mejorana – Mirra – Pimienta negra - Pino – Ravensara - Rosa – Saro – Copaiba – Benjuí

Febrífugo (baja la fiebre) – Árbol del Té – Bálsamo del Perú – Bergamota - Helichrysum - Hemlock (promueve la sudoración y alivia la fiebre) – Hierbabuena – Wintergreen - Ciprés

Galactagogo – Alcaravea – Eneldo (ayuda a la producción de leche materna y lactancia) – Hinojo

Gota - Albahaca – Angélica – Enebro –

Golpes – Palo Santo – Mejorana –

Halitosis (ver Mal aliento)

Hemorroides – Abeto balsámico – Bálsamo del Perú – Ciprés – Copaiba - Enebro – Geranio – Hierba de San Juan – Limón – Mirto – Mirra – Milenrama - . Nardo índico - Copaiba

Herpes – Limón (herpes y herpes labial), Árbol del té – Ravintsara – Eucalipto – Melissa – Sándalo – Manzanilla romana – Menta – Lavanda – Niaouli – Geranio

Para neuralgia post herpética el Prof. Kurt Schnaubeit recomienda partes iguales de Ravintsara con aceite de Tamanu y Hierba de San Juan o Hipérico rojo.

Hígado – (Ver Problemas hepáticos)

Hipertensión – Estos aceites bajan la presión arterial elevada -Ajedrea – Albahaca Tulsi o Albahaca sagrada - Ciprés - Davana – Helichrysum – Lavanda – Lemongrás - Limón – Litsea cubeba – Mejorana – Melissa - Milenrama – Romero (equilibra) - Ylang ylang (equilibra) -

Huesos – Palo Santo (alivia el dolor de huesos, los rejuvenece, ayuda a su recuperación y aumenta la densidad ósea) -

Inflamación del páncreas y del hígado: (también, ver problemas del hígado) Cassia – Menta bergamota (para insuficiencia pancreática y re equilibrante hepático) -

Insomnio – Lemongrás – Litsea cubeba – Manzanilla Romana – Mejorana – Nardo - Petitgrain - Menta bergamota – Rosalina

Lactancia – Hinojo dulce (leche escasa)

Leucorrea (secreción vaginal por inflamación de la membrana mucosa, del y vagina) – Ver problemas ginecológicos – Copaiba

Mal aliento – Lavanda – Menta, Cardamomo, Clavo y Tea Tree (enjuague bucal)-

Meditación (ayudan, aclaran la mente…) – Abeto blanco - Ghandi Root (para la meditación, para sanación espiritual, calma los nervios) – Hemlock – Incienso – Palo Santo (limpiador energético, mantiene las energías aterrizadas y claras, permite una conexión más profunda con el Origen de toda la creación) – Pachuli – Vetiver (ayuda a la concentración).

Menopausia (Ver problemas ginecológicos)

Metabolismo – Pachuli (estimulante)

Mucolítico – Davana – Helichrysum -

Obesidad – Abedul – Enebro - Hinojo dulce – Limón – Mandarina – Toronja (retención de líquidos) - Naranja dulce

Oídos (problemas de…) – Albahaca (dolor de oídos) – Helichrysum (cuando se sienten oídos tapados) – Copaiba – Salvia esclarea (timpanitis)

Paperas – Davana – Eucalipto (en niños y jóvenes la infección viral por paperas puede causar orquitis) –

Para recuperar la confianza: Picea mariana – Cassia (negatividad) – Davana – Eucalipto (ayuda a encontrar la serenidad y el propósito en la vida) - Geranio – Hinojo – Incienso – Limón – Albahaca – Palmarosa (inseguridad) – Rosa – Sándalo – Sugandha kokila

Piquetes de Insectos – Cajeput - Calendula (tintura) – Canela (avispas) – Lavanda (repelente y picaduras) – Limón – Litsea cubeba (repelente) – Mandarina Romana – Melissa – Ylang ylang

Problemas cardiacos – Alcaravea – Litsea cubeba (arritmia) – Menta (palpitaciones) – Naranja dulce (palpitaciones) – Nardo (taquicardia) - Neroli (palpitaciones)

Problemas dentales – Canela (encías) – Mirra (problemas bucales) – Hinojo dulce (piorrea) – Mandarina Romana (cuando salen los dientes) – Menta (dolor de muelas) – Mirra (infecciones de las encías) – Saro (gingivitis, aftas y abscesos) – Clavo (dolores y curaciones dentales) – Pachuli (elimina sangrado de encías) – Tomillo – Helichrysum – Cisto

Problemas de la Piel – Cedro (dermatitis, acné) – Abedul (dermatitis, eccema, psoriasis)– Helichrysum (psoriasis, dermatitis y eccema) – Incienso (cicatrización, arrugas, signos de envejecimiento, regula grasa en la piel) – Ylang-ylang (regula la piel) – Alcanfor – Angélica (psoriasis) – Alcaravea (regenera los tejidos de todo tipo) - Bálsamo del Perú (para todo tipo de piel, piel seca y envejecida, cicatrices, cortadas heridas, urticaria, sarna y eccema) – Bergamota –(acné, eccema, psoriasis, granos, herpes labial) – Cajeput (piel grasa, manchas) - Calendula (para todo tipo de pieles, eccema, cortadas, piel grasosa, inflamaciones, dermatitis) – Citronella (piel grasosa) – Citronella (acné, cortadas, dermatitis, heridas, todo tipo de piel) – Elemi (pieles envejecidas, cortadas infectadas, heridas, inflamaciones, rejuvenecimiento y arrugas) - Enebro (acné, dermatitis, eccema, pieles grasas, heridas) – Eneldo (limpieza y desinfección de heridas, quemaduras y ulceraciones dérmicas) – Eucalipto alimonado (herpes, heridas, infecciones de la piel) – Eucalipto (quemaduras, ampollas, cortadas, herpes) – Gálbano (abscesos, acné, barros, cortadas, inflamaciones y arrugas) – Geranio (acné, raspaduras, quemaduras, piel congestionada, cortadas, dermatitis, eccema, piel madura, edema) – Helichrysum (abscesos, acné, condiciones alérgicas, cortadas, dermatitis, eccema, barros, inflamación, heridas) – Hierbabuena (dermatitis, piel congestionada, acné) – Hierba de San Juan (abscesos, acné, condiciones alérgicas, cortadas, dermatitis, eccema, barros, inflamación y heridas) - Hinojo dulce (cortadas, pieles grasas) – Hisopo (cortadas, dermatitis, eccema, heridas) - Incienso (acné, dermatitis, heridas) – Jazmín (piel grasa, irritada, sensible) – lavanda (abscesos, acné, alergias, barros, heridas, quemaduras, dermatitis, eccema, psoriasis) – Limón (acné, verrugas) – Litsea cubeba (acné, dermatitis, sudoración excesiva, piel grasa) – Mandarina (cuidado de la piel, acné, piel grasosa, cicatrices, estrías, tonificante) – Mejorana (raspaduras) – Menta (dermatitis, acné) – Melissa (cicatrizante) – Milenrama (acné, quemaduras, eccema, heridas) – Mirra (cicatrizante, heridas, eczemas, estrías) – Mirto (acné, piel grasa, poros abiertos) – Naranja dulce (complexiones grasosas, úlceras labiales) – Nardo Indico (suaviza la piel madura, psoriasis) – Neroli (cuidado de la piel, cicatrices, estrías, marcas venosas, piel madura y sensible) – Palo santo (acné, infecciones de la piel) – Petitgrain (acné, sudoración excesiva, piel grasosa) – Pino (elimina impurezas, psoriasis, acné, furúnculos) – Rododendro – Rosa (regula la producción de grasa, alivia el acné, regenera y desintoxica la piel) – Saro (astringente, micosis y ácaros, arrugas y cicatrices) – Toronja (piel grasosa, acné, tonifica piel y tejidos, celulitis) – Wintergreen (cicatrizante) – Ylang ylang (astringente, regenera pieles envejecidas, regula la grasa en pieles acnéicas) – Ciprés (cicatrizante, desodorante, elimina la celulitis, elimina el acné, la seborrea, mejora las pieles grasas) – Copaiba (psoriasis, dermatitis, herpes, hongos y sarna) – Palo de rosa (reduce el acné y la dermatitis, humecta la piel) – Pachuli (calmante, cicatrizante, desodorante, regenerador de tejidos, tonifica la piel) – Ylang ylang – Abeto negro o *Picea mariana* (micosis cutáneas acné, psoriasis y eccema) – Romero (cicatrizante) – Salvia esclarea (tratamientos de la piel grasa y desinfección de heridas y úlceras) – Sándalo (cicatrizante, hidratante, astringente, sedante y reafirmante) – Benjuí (alivia el enrojecimiento, irritación y picazón, manos agrietadas, sabañones y dermatitis, heridas y llagas)

Problemas del Cabello – Cedro (caída del cabello, fortalece la raíz) – Ylang ylang (tónico capilar) – Abedul – Cúrcuma (combate la caspa) – Enebro (pérdida de cabello) – Eucalipto alimonado (caspa) - Lavanda (caspa) – Milenrama (crecimiento) – Nardo (estimula el crecimiento) – Petitgrain (cabello grasoso) – Pino (elimina la resequedad en el cuero cabelludo y la caspa) – Rododendro – Toronja (ayuda al crecimiento del cabello) – Pachuli (evita la caída y alivia la alopecia nerviosa) – Romero (ayuda al crecimiento) – Salvia esclarea (caída del cabello)

Problemas ginecológicos - Albahaca (dismenorrea) – Canela - Enebro (estimula el músculo uterino- no usar durante el embarazo ni personas con problemas del riñón) – Eneldo (falta de menstruación, dolores de la menstruación y espasmos uterinos) – Eucalipto (leucorrea [secreción vaginal]) – Geranio (síndrome premenstrual, problemas de menopausia) – Hinojo dulce (amenorrea o ausencia de menstruación, menopausia) – Hisopo (amenorrea, leucorrea o flujo vaginal abundante) – Jazmín (dolores de parto, dismenorrea, frigidez) – Lavanda (dismenorrea, leucorrea, síndrome pre menstrual o SPM) – Incienso (dismenorrea) Enebro (dismenorrea, leucorrea) – Bergamota (leucorrea) - Bergamota (metrorragia) – Manzanilla Romana (dismenorrea, menopausia) – Mejorana (amenorrea, dismenorrea, leucorrea, síndrome premenstrual) – Nardo (insuficiencia ovárica) – Neroli (síndrome premenstrual) – Saro (leucorrea, vaginitis, displasia) – Cisto (alivia calambres menstruales) – Cassia (dolores menstruales, dismenorrea) – Canela (leucorrea)- Davana (dar masaje suave en el bajo vientre, contra dolor, fatiga, náusea y calambres musculares) – Menta bergamota (alivia bochornos) – Pachuli (regula la producción de hormonas) – Abeto negro o *Picea mariana* (micosis ginecológica) – Salvia esclarea (ayuda a la producción de estrógenos durante la menopausia y durante la menstruación) – Benjuí (leucorrea)

Problemas hepáticos – Helichrysum (congestión hepática y del bazo) – Mirra (protege al hígado de daños oxidativos) – Hierbabuena - Hierba de San Juan (congestión hepática y del bazo) – Menta bergamota (re equilibrante hepático) – Pachuli (beneficia riñones, hígado y bazo) – Romero - Limón

Problemas masculinos – Ciprés (alivia inflamación en la próstata) – Enebro - Jengibre (andropausia – da energía y vitalidad) – Nuez moscada (impotencia) - Pachulí (impotencia) – Palmarosa (restaura la libido) – Salvia esclarea (impotencia) – Saro (uretritis)

Problemas mentales – Davana – Incienso (estados obsesivos) – Fragonia (bloqueos emocionales) – Lemongrás (fatiga mental, depresiones leves, mejora niveles de concentración) – Menta (fatiga mental) –

Próstata (ver Problemas masculinos)

Quemaduras – Abeto balsámico - Lavanda

Relajante – Davana – Fragonia (calmante) – Helichrysum (anti estrés) – Lavanda - Melissa - Rododendro (ayuda a que la persona esté centrada y aterrizada) – Rosa – Sándalo – Ylang ylang -

Repelente de Insectos – (picaduras Árbol del Té, Lavanda, Eucalipto, Ylang ylang) - Albahaca – Alcanfor – Bergamota - Citronela – Eucalipto alimonado – Geranio – Melissa – Palo Santo Pino – Plai – Clavo (pesticida e insecticida) – Palo de rosa -

Retención de Líquidos – Mandarina - Toronja

Reumatismo – Benjuí - Cajeput – Canela – Cedro – Ciprés - Enebro – Gálbano - Helichrysum – Hemlock - Hierba de San Juan – Hinojo dulce – Hisopo – Lavanda – Limón – Manzanilla Romana – Abedul – Abeto Blanco – Picea mariana – Albahaca – Angélica – Anís estrella – Jengibre - Niaouli – Nuez moscada – Pimienta negra – Pino – Romero - Sitka – Wintergreen - Vetiver

Sanar heridas - Mirra – Melissa (cicatrizante) – Plai (heridas crónicas y úlceras inflamadas) -

Sedante – Albahaca (anti depresión, fatiga, insomnio, ansiedad, tensión) – Bálsamo del Perú - Cedro – Ghandi Root – Melissa – Sitka – Benjuí – Sándalo – Lavanda – Plai – Fragonia - Vetiver

Sistema Circulatorio: Nardo Indico (contra flebitis)

Sistema Digestivo – Canela (digestión lenta, infección intestinal, diarrea, colitis, dispepsia) - Ajedrea (dispepsia, cólico, flatulencia – indigestión nerviosa – falta de apetito) – Albahaca (dispepsia, flatulencia) – Alcaravea – Angélica (flatulencia) – Anís estrella (flatulencia, cólico e indigestión) – Anís dulce (usar con moderación) – Bergamota (flatulencia y pérdida del apetito) – Davana - Cardamomo (acidez, cólicos, halitosis, indigestión, flatulencia, dispepsia, vómitos) - Cedrón - Cúrcuma (facilita la digestión, estimula la secreción de bilis, elimina los gases, colitis, problemas hepatobiliares) – Eneldo (cólicos, dispepsia, flatulencia, contra indigestión, hipo espasmódico, espasmos gastrointestinales, estimula secreciones digestivas, carminativo) – Galanga (estimulante, bactericida y carminativo) – Gálbano (flatulencia e indigestión) – Mirra – Hierbabuena (cólico, dispepsia, flatulencia, náusea, vómito) – Hinojo dulce (cólico, dispepsia, flatulencia, estreñimiento, hipo, náusea) – Hisopo (cólicos, indigestión) – Hoja de guayaba (dolor de estómago y diarrea) – Lavanda (cólicos, dispepsia, flatulencia, náusea) – Limón (dispepsia) – Litsea cubeba (flatulencia, indigestión) – Mandarina (hipo, problemas intestinales) – Manzanilla Romana (dispepsia, indigestión, náusea) – Mejorana (cólico, estreñimiento, dispepsia, flatulencia) – Menta (cólicos, calambres digestivos, dispepsia, flatulencia, náusea) – Melissa (malestares digestivos – Milenrama (indigestión, estreñimiento) – Mirra (carminativo, estimulante digestivo, flatulencias, gases, diarrea, dispepsia, pérdida del apetito) – Naranja dulce (estreñimiento, dispepsia) – Neroli (diarrea crónica, flatulencia, espasmos, dispepsia nerviosa) – Petitgrain (dispepsia, flatulencia) – Rododendro (estimula el apetito y alivia desórdenes hepáticos) – Rosa (tónico para el hígado y el intestino) – Saro (diarrea, disentería, gases) – Wintergreen (antidiarréico) – Cassia (dolores estomacales, diarrea, flatulencia, vómito, carminativo, vermífugo) – Clavo (carminativo, alivia el vómito y la diarrea) – Copaiba (diarreas crónicas, gastritis, estreñimiento, útil en úlceras estomacales) - Menta bergamota (dispepsia, espasmos intestinales, infecciones gastrointestinales, gastritis, flatulencia, náusea, parásitos intestinales, vómito) – Orégano - Palo de rosa (reduce náuseas y dolores de cabeza por malestar estomacal) – Pachuli (digestivo, reduce el apetito, regula el peristaltismo) – Romero (trastornos estomacales, diarreas y estreñimiento) – Petitgrain (estimulante estomacal, mejora la digestión al reducir la flatulencia y los espasmos) – Salvia esclarea (trastornos digestivos, calambres y diarreas) – Sándalo (alivia diarrea y náusea)

Sistema Endocrino – Jazmín (desordenes uterinos) - Nardo Indico (insuficiencia ovárica) - Pino – Rosa (también ver problemas ginecológicos) -

Sistema Genitourinario – Árbol del Té (vaginitis, prurito) – Bergamota (cistitis, prurito) – Incienso (cistitis, sífilis) – Canela – Enebro (cistitis) - Jazmín (dolores de parto) – Lavanda (cistitis) – Manzanilla Romana – Saro (cistitis, uretritis) – Copaiba (cistitis) – Benjuí (combate la cistitis)

Sistema Inmune – Ajedrea – Albahaca - Alcanfor – Angélica – Árbol del té – Bergamota – Canela - Davana - Ghandi Root – Lemongrás – (aumenta las defensas) – Limón – Milenrama – Naranja dulce – Pino – Saro – Toronja - Cassia – Palo de Rosa - Romero

Sistema linfático: Cassia (tratamientos depurativos)

Sistema Nervioso – Abeto balsámico – Ylang ylang (sedante del sistema nervioso) – Albahaca – Bergamota (para la ansiedad, depresión y el estrés) – Canela – Cardamomo – Cedrón (ansiedad, insomnio) - Citronella (tensión y condiciones de estrés) – Elemi (cansancio nervioso y condiciones relacionadas con el estrés) – Enebro (ansiedad, tensión nerviosa y estrés) – Gálbano (tensión nerviosa y estrés) – Geranio (tensión nerviosa, neuralgia, estrés) – Ghandi Root (calma los nervios y actúa como antidepresivo) – Helichrysum (depresión, letargia, cansancio nervioso, neuralgia y condiciones de estrés) – Hemlock (ansiedad y estrés) – Hierbabuena (estrés nervioso, neurastenia) - Hierba de San Juan (depresión, cansancio nervioso, neuralgia, condiciones de estrés) – Hisopo (ansiedad y estrés) – Incienso (ansiedad, tensión nerviosa, estrés) – Jazmín (depresión, cansancio nervioso y estrés) – Lavanda (depresión, insomnio, migraña, tensión nerviosa, angustia) – Lemongrás – (estados de ansiedad, estrés) – Litsea Cubeba (tensión nerviosa, insomnio, estrés) – Mandarina (tensión nerviosa, inquietud) – Manzanilla Romana (tensión nerviosa, estrés) – Mejorana (tensión nerviosa, estrés) – Menta (sistema nervioso débil, estrés) – Melissa (relajante, reconstituyente y tonificante del sistema nervioso, ansiedad, depresión) – Milenrama (estrés) – Naranja dulce (tensión nerviosa, estrés) Nardo (estrés y tensión) – Neroli (ansiedad, tensión nerviosa, depresión, shock, estrés) – Palo Santo (depresión, ansiolítico) – Petitgrain (fatiga nerviosa, estrés) – Rosa (combate la tristeza, depresión y los pensamientos negativos) – Saro (depresión) – Toronja (depresión, cansancio nervioso y estrés) – Ylang ylang (sedante, en las emociones aumenta la alegría, la creatividad y el positivismo) – Cassia (en las emociones promueve la alegría de vivir, el ánimo y es excelente en tratamientos por desgano y negatividad) – Menta bergamota (regulador, para ansiedad y depresión, combate estados de estrés) – Palo de rosa (estrés, antidepresivo) – Pachuli (sedante y tranquilizante) – Ravensara (relajante, disminuye el estrés, antidepresivo) – Petitgrain (tónico y tranquilizante) – Sándalo (ayuda a eliminar la depresión y trastornos derivados del estrés, tensión y ansiedad)

Sistema Respiratorio – Abeto balsámico (asma) – Abeto blanco - Albahaca (catarros, sinusitis)–Ajedrea (bronquitis, tos, laringitis) – Angélica – Anís estrella – Árbol del té (asma, bronquitis, sinusitis, tosferina) – Alcanfor – Bálsamo del Perú (bronquitis. catarro, tos, laringitis)– Bergamota (halitosis, infecciones en la garganta) - Cedro (bronquitis) – Davana (bronquitis, dolor de cabeza, espasmos respiratorios) – Incienso – Cajeput (asma y bronquitis, catarro, tos, sinusitis) – Canela (gripa, tos, bronquitis, rinitis) – Citronella (gripa) – Elemi (bronquitis, catarros, tos seca) – Enebro (catarros e infecciones) – Eucalipto alimonado (asma, laringitis, garganta irritada, catarros, fiebres, sistema inmune) – Eucalipto (asma, bronquitis, catarro, tos, sinusitis) – Gálbano (catarro, asma, bronquitis, tos crónica) – Geranio (garganta irritada, tonsilitis) – Helichrysum (asma, bronquitis, catarro, tos crónica, tosferina) – Hemlock (tos, expectorante, asma, bronquitis, influenza) – Hierbabuena (asma, bronquitis, catarro, sinusitis) – Hierba de San Juan (asma, bronquitis, tos crónica, tosferina, catarros) – Hinojo (asma, bronquitis) – Hisopo (asma, bronquitis, catarro, tos, tosferina, garganta irritada, gripa) – Incienso (asma, bronquitis, tos, laringitis) – Jazmín (catarro, tos, ronquera y laringitis) – Lavanda (asma, bronquitis, catarro, laringitis, infecciones de la garganta, tosferina) – Lemongrás – (alivia la tos, contra resfríos y asma, hemorragia nasal, infecciones de la garganta, bronquitis, catarro, fiebre, infecciones) – Mejorana (asma, bronquitis, tos, catarros) – Menta (asma, bronquitis, sinusitis, catarros, fiebres) – Mirra (expectorante, estimulante pulmonar, bronquitis, asma, tos, catarro, inflamación de garganta) – Mirto (asma, bronquitis, tos crónica, tuberculosis, catarro) – Naranja dulce (bronquitis, catarros) – Nardo Indico (calmante de las vías respiratorias, trastornos del olfato) – Orégano (alivia congestiones nasales) - Palo Santo (resfriados, tos, asma) – Pino (expectorante, anti congestivo y reduce molestias de la sinusitis) – Rododendro (alivia congestionamiento, alivia irritación de garganta) - Rosa (expectorante) – Saro (anticatarral, expectorante, combate infecciones en vías respiratorias, sinusitis, anginas) - Toronja (catarros) – Cisto (expectorante, alivia la toso y bronquitis) – Copaiba (catarros, bronquitis, infecciones en vías respiratorias) – Palo de rosa (resfriados, fiebre e infecciones) – Abeto negro o *Picea mariana* (descongestionante pulmonar, expectorante, alivia la tos y es antiinfeccioso, bronquitis, catarro, rinitis y sinusitis) – Ravensara – Salvia esclarea (bronquitis) – Sándalo (bronquitis, catarros, tos seca, laringitis, dolor de garganta y asma) – Benjuí)expectorante, contra resfriados, tos y asma)

Tónico – Cedro – Alcaravea – Cisto - Ghandi Root (restaura la vitalidad) - Hemlock – Pino (tónico físico y mental) – Menta bergamota -

Torceduras – Helichrysum – Hierba de San Juan -

Uñas quebradizas – Limón – Ciprés -

Várices – Bergamota (úlceras varicosas) - Cassia - Ciprés (úlceras varicosas) - Limón – Milenrama – Nardo Indico – Neroli (marcas venosas) -

Vermífugo – Alcaravea – Davana – Cúrcuma –

Vértigo – Lavanda - Menta

Vitiligo – Helichrysum - Pimienta negra

Vulnerario – (alivia heridas) – Davana

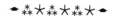

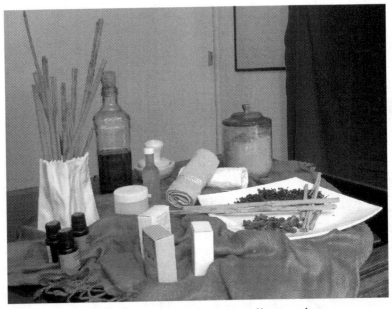

Las Especias: canela, clavo, anís estrella y cardamomo

TERCERA PARTE

En este capítulo te ofrezco fórmulas para aliviar diversas molestias o enfermedades que incluyen el uso específico de uno o más aceites esenciales. He agregado algunas mezclas de queridos colegas, otras que son resultado de mis investigaciones, y el resto son fórmulas mías.

Favor de tomar nota que los aceites esenciales **no deben aplicarse en bebés**. Para bebés es suficiente darles un masaje suave en la planta de los pies con aceite de sésamo puro, sin aceites esenciales, esto los calma.. En infantes mayores de dos años se pueden aplicar los aceites esenciales de manzanilla, lavanda o mandarina, según el caso, mezclado individualmente con aceite de sésamo (1 cucharada de aceite vegetal con una gota de cualesquiera de estos tres aceites esenciales), sobre todo en las plantas de los pies, para ayudarles a dormir, o aplicar sobre el vientre cuando hay cólicos o algún malestar digestivo. Para niños de 3 a 12 años se pueden utilizar aceites esenciales de fragonia, hinojo, geranio, lemongrás, rosa y también manzanilla, lavanda y mandarina.

FÓRMULAS PARA ADOLESCENTES Y ADULTOS.

Para armonizar cuando hay ansiedad y tener más oxigenación

En un frasco de vidrio color ámbar verter los siguientes aceites esenciales puros:

Lemongrás .... 20 gotas
Cisto .... 10 gotas
Ciprés azul australiano .... 10 gotas
Mirto .... 15 gotas
Romero .... 15 gotas
Lavanda .... 35 gotas
Fragonia.. 6 gotas
Salvia esclarea.............................. 6 gotas

Esta mezcla **pura** se va a utilizar como si fuera un perfume, aplicando una gota en las muñecas y detrás de las orejas.

✫ ◆ ✫ ◆ ✫ ◆ ✫ ◆ ✫

Comparto contigo mi fórmula para **suavizar el cutis**, a la cual he llamado "Terciopelo"

En un frasco de vidrio color ámbar mezclar:
40ml de aceite de Argán
40ml de aceite de Rosa Mosqueta
20ml de aceite de Prímula
10 gotas de aceite esencial de palmarosa
6 gotas de aceite esencial de Ylang ylang
Mezclar. Aplicar un poco sobre el rostro después del baño o por la noche antes de dormir (una vez que esté limpio el cutis).

✫ ◆ ✫ ◆ ✫ ◆ ✫ ◆ ✫

Esta es mi fórmula para aliviar la **migraña:**
En un frasco de vidrio color ámbar mezclar:
2 cucharadas (20ml) de aceite vehicular (sésamo, girasol, almendras dulces)
6 gotas de aceite esencial de lavanda
4 gotas de aceite esencial de incienso
3 gotas de aceite esencial de nardo de Indias (espicanardo)
3 gotas de aceite esencial de menta
2 gotas de aceite esencial de toronja
Mezclar y aplicar -lo que quede en la yema de un dedo al ladear la botella- sobre la frente, en donde inicia el cabello, trazando una raya.
Aplicar una gota sobre la coronilla o detrás de las orejas y una gota alrededor del ombligo (no dentro).

✿ ◆ ✿ ◆ ✿ ◆ ✿ ◆ ✿

Mi fórmula para eliminar la **náusea:**
En 50ml de aceite vehicular agregar:
5 gotas de aceite esencial de cardamomo
5 gotas de aceite esencial de hinojo
5 gotas de aceite esencial de lavanda
3 gotas de aceite esencial de jengibre
3 gotas de aceite esencial de nuez moscada
3 gotas de aceite esencial de menta

Mezclar y aplicar un poco sobre el vientre dos o tres veces al día, según se necesite.

✿ ◆ ✿ ◆ ✿ ◆ ✿ ◆ ✿

Mi fórmula para **dolor en articulaciones**
Mezclar en una pomadera 50 gramos de crema neutra sólida (puede ser una maceración de mejorana o de árnica ya preparada en pomada) o crema liquida neutra 50ml:

3 gotas de aceite esencial de manzanilla
3 gotas de aceite esencial de enebro
5 gotas de aceite esencial de lavanda
4 gotas de aceite esencial de davana o Tsuga canadensis
Aplicar en masaje suave sobre articulaciones adoloridas, dos veces al día.

✻ ◆ ✻ ◆ ✻ ◆ ✻ ◆ ✻

Esta es una mezcla sumamente eficaz que relaja y combate el **Insomnio**. La titulé **"Buenas Noches"**.
En una botella (con rociador) verter 100ml de agua destilada. Agregar:
10 gotas de aceite esencial de jazmín
10 gotas de aceite esencial de rosa (puede ser diluido al 10% por su costo)
20 gotas de aceite esencial de Litsea cubeba o lemongrás
20 gotas de aceite esencial de lavanda

Mezclar bien y rociar el cuello por las noches antes de ir a la cama.

✻ ◆ ✻ ◆ ✻ ◆ ✻ ◆ ✻

Para trastornos digestivos y calmar dolores abdominales; esta fórmula también ayuda a las glándulas endocrinas. En un frasco de vidrio verter 30ml de aceite vegetal y agregar 2 gotas de aceite esencial de alcaravea, 5 gotas de aceite esencial de naranja, 3 gotas de aceite esencial de romero y 3 gotas de aceite esencial de hinojo. Mezclar. Aplicar sobre el vientre dando masaje en el sentido de las manecillas del reloj, de derecha a izquierda, dos veces al día.

✻ ◆ ✻ ◆ ✻ ◆ ✻ ◆ ✻

Algunas personas me dicen que no es posible tener una amplia selección de aceites esenciales, porque no sabrían cómo usarlos y porque piensan que son demasiado caros. La destilación de los aceites de ciertas plantas aromáticas puede resultar costosa, es cierto, pero tenemos una amplia variedad de aceites esenciales que son asequibles. Por lo tanto, para los que prefieren usar unos cuantos aceites esenciales con toda seguridad, sin hacer alarde de ser especialistas, esta podría ser la gran solución, ya que algunos de los aceites más suaves y efectivos también son los más versátiles.

Puedes empezar con uno, con Lavanda (*Lavandula angustifolia*) ya que ha sido nombrado el "rey de los aceites esenciales" por sus múltiples propiedades terapéuticas. Luego, puedes agregar árbol del té, limón y menta.

A continuación podrás constatar los muchos usos que tienen los aceites esenciales en el hogar y para el cuidado personal. El aceite esencial de menta (*Mentha piperita*) debe evitarse tratándose de niños pequeños, pero es sumamente eficaz para molestias comunes en adolescentes y adultos. El aceite de limón (*Citrus limón*) y el Tea Tree o árbol del té (*Melaleuca alternifolia*) son de gran ayuda, y forman el mejor equipo que puedes tener como botiquín de primeros auxilios. Todos ellos tienen un costo bastante accesible.

Más tarde, te aconsejo agregar Davana, Elemi y Fragonia, cuyas descripciones puedes ver en la Primera Parte de este libro.

Para mantener frescos y limpios los colchones y zapatos

Mezcla media taza de bicarbonato de soda con cinco gotas de aceite esencial de lavanda o limón y espolvorea sobre el colchón, antes de poner el cubre colchón y las sábanas. También puedes espolvorear los zapatos. Eso elimina olores desagradables. Prueba hacerlo por lo menos una vez por semana, en especial con los zapatos de deporte (tennis).

-Para aromatizar la ropa de cama: En un frasco con rociador mezcla una taza de agua destilada y agrega 20 gotas de aceite esencial de lavanda o lemongrás. Rocía las sábanas, fundas y toallas que guardas en el closet o en el armario. Esta preparación mantiene alejadas las bacterias y otorga un agradable aroma a todo el ambiente

-Puedes hacer tu propio rocío ambiental para eliminar olor a tabaco y ciertos olores al cocinar alimentos como coliflor, ajo, brócoli, etc. Usa una botella con rociador y mezcla 1 taza de agua destilada, dos cucharadas de alcohol o vinagre y 20 gotas de aceite esencial de lavanda, litsea cubeba, petitgrain, limón o cualquier otro de tu preferencia.

-Para aspirar tus alfombras, agrega aceites esenciales a un poco de bicarbonato y rociarlo sobre los tapetes antes de pasar la aspiradora; además de aspirar el polvo y ácaros, eliminará olores no deseados.

-Cuando laves las esponjas o toallas para limpiar la cocina, agrega dos gotas de aceite esencial de menta, árbol del té o tomillo en el enjuague final, para eliminar ese olor a humedad y a suciedad que se va acumulando en ellas.

-Prepara una cucharada de bicarbonato con 5 gotas del aceite esencial de tu preferencia, agrega un poco a los cestos de basura, en especial al cesto en donde tires pañales de bebé o toallas higiénicas para adulto. También será agradable si rocías un poco en el cesto de basura de la cocina o el grande que normalmente mantienes en el patio, antes de colocar una bolsa de basura nueva.

-Para desinfectar las habitaciones, en especial cuando hay enfermos de gripa, mezcla en un frasco con rociador una taza de agua destilada con 4 gotas de aceite esencial de tomillo, 4 gotas de aceite esencial de eucalipto, 5 gotas de aceite esencial de lavanda y 4 gotas de aceite esencial de árbol del té. Rocía dos veces al día.

- Para lavar vajilla y enseres de cocina usa un jabón neutro, de preferencia orgánico, y agrega al frasco varias gotas de aceite esencial de toronja, de limón o lemongrás. Una taza de jabón líquido por 10 gotas de aceite esencial.

-Algo importante, que con frecuencia olvidamos, es lavar las tablas de picar -tanto de madera como de plástico- con bicarbonato o vinagre. Prueba un día y lava tus tablas de picar con una mezcla de bicarbonato diluido en un poco de agua sólo a hacer una pasta, y agrega una o dos gotas de aceite esencial de limón o toronja. Frota bien la superficie con una esponja y enjuaga. Te va a gustar la diferencia porque, además de quitarles el olor a ajo, cebolla, pollo crudo o mariscos, tus tablas estarán libres de bacterias nocivas.

Y para mimarte en cosas más personales

-Usa pastas de dientes que contengan aceite esencial de árbol del té o hierbabuena. Elige una que esté exenta de químicos agresivos. Las hay ahora que contienen extractos de hongos asiáticos medicinales y aceite esencial de menta o hierbabuena. Yo uso dos: una que contiene árbol del té *(Melaleuca alternifolia)* y otra que integra hongo Reishi y menta *(Mehtha piperita) a* sus componentes.

-Mantén tu boca libre de gérmenes. Agrega una gota de aceite esencial de árbol del té a medio vaso con agua para hacer gárgaras. Hazlo tres veces por semana.

- Cuando sientas cansancio, sobre todo por la noche, al llegar a casa… agrega cinco gotas de aceite esencial de lavanda, litsea cubeba, mandarina o toronja a una palangana con agua caliente, para darte un relajante baño de pies.

-Las preparaciones caseras son muy útiles y la mayoría fáciles de hacer. **Prepara una suave pomada como sigue:** Pon agua a hervir en un recipiente bajo y ancho (un sartén grande) e introduce una olla pequeña en donde vertiste 1 taza de aceite de coco (de preferencia el orgánico que se vende en pasta y lo tienen ya todos los supermercados). Añade a este baño maría dos cucharadas de pellets o escamas de cera de abeja (25gr). La cera de abeja la compras en las droguerías. Cuando se hayan derretido, mezcla bien. Retira del fuego, espera a que enfríe un poco y añade unas gotas de aceite de lavanda o de rosas o cisto o davana o Palo santo. Incorpora. Vierte en una pomadera y deja que solidifique. Después de media hora ya puedes usarla. Aplica sobre alguna zona de dolor por reuma, artritis o músculos cansados.

-A una cucharada de aceite vehicular agrega tres gotas de aceite de lavanda, rosas o lemongrás, y da un suave masaje a tus manos o a tus pies, antes de dormir. También, aplica una gota de aceite esencial de litsea cubeba detrás de las orejas, antes de dormir.

-Si te duelen las manos por el frío o por algún proceso inflamatorio tipo artritis o reuma, da un suave masaje con aceite de coco al que agregarás dos o tres gotas de aceite esencial de Opopanax. Yo suelo darme masaje todas las tardes, cuando ya terminé mis tareas en la computadora o después de lavar los enseres de cocina. Me siento a ver mi programa de televisión favorito y mientras descanso me doy un largo masaje en las manos. Tanto las propiedades del aceite de coco como las de este aceite esencial darán alivio a tus manos.

-Un gran porcentaje de individuos que trabajan largas horas como empleados de limpieza, sufren de **várices**. En cuanto veas que se marcan tus venas en las piernas (y esto incluye a mujeres que han tenido varios hijos) empieza a aplicar esta preparación terapéutica. No es nada complicada y evita la ingesta de medicamentos que suelen dar efectos secundarios.

-En una botella con rociador, mezcla una taza de extracto o aceite de Hamamelis (se vende en farmacias homeopáticas). Agrega, 8 gotas de aceite esencial de bergamota y 5 gotas de aceite esencial de ciprés. Esta preparación es útil para desinflamar várices. Se recomienda aplicar esta preparación en movimientos suaves ascendentes desde el tobillo, hasta el muslo. Nunca dar masaje a las várices pues son venas inflamadas.

-Para aliviar la comezón por piquetes de mosquitos, aplica aceite de lavanda puro. Sentirás un gran alivio.

-Para eliminar un dolor de cabeza moja la yema de un dedo en aceite esencial de menta y traza una raya sobre la frente, donde nace el cabello, también detrás de las orejas. No lo pongas en las sienes, a menos que vayas a dormir y mantengas tus ojos cerrados, porque es irritante para los ojos.

En caso de náusea o mareo, aplica una gota de aceite esencial de menta sobre el vientre. Y para eliminar un espasmo menstrual, moja la yema de un dedo con aceite esencial de menta y traza una raya sobre el pubis.

✷ ◆ ✷ ◆ ✷ ◆ ✷ ◆ ✷ ◆ ✷

o **Tratamiento para eliminar la celulitis**: En un frasco de vidrio verter 30ml de aceite vegetal de girasol, almendras dulces o sésamo. Agregar 5 gotas de aceite esencial de ciprés, 5 gotas de aceite esencial de geranio, 5 gotas de aceite esencial de romero. Mezclar y aplicar en las zonas de las piernas y caderas con un masaje circular ligeramente vigoroso, todos los días.

✷ ◆ ✷ ◆ ✷ ◆ ✷ ◆ ✷ ◆ ✷

Para dar energía
Aplica esta fórmula todas las mañanas, para empezar el día con energía.
Mezcla en una pomadera 30ml de gel o crema neutra líquida y agrega los siguientes aceites:
3 gotas de aceite esencial de jengibre
7 gotas de aceite esencial de mejorana
4 gotas de aceite esencial de Ylang ylang
4 gotas de aceite esencial de albahaca
2 gotas de aceite esencial de romero

Aplica en la parte interna del antebrazo, cerca del doblez del codo o en la parte interna de la muñeca.

✷ ◆ ✷ ◆ ✷ ◆ ✷ ◆ ✷ ◆ ✷

Para aliviar la acidez:
En 10ml de aceite vehicular añadir 5 gotas de aceite esencial de tomillo dulce, 5 gotas de aceite esencial de bergamota y 5 gotas de

aceite esencial de albahaca. Mezclar bien. Aplicar un poco sobre el vientre y espalda baja media hora antes de los alimentos.

✭ ✦ ✭ ✦ ✭ ✦ ✭ ✦ ✭

Para aliviar alteraciones emocionales, miedo o excesiva preocupación
Se sugiere poner en spray, pero también puede ser aceite para dar masaje en los pies por las noches y por la mañana en brazos y piernas, después de la ducha.
Spray:
En una botella con rociador verter 100ml de agua destilada, agregar una cucharada de cognac o alcohol y:
20 gotas de aceite esencial de rosa (diluido al 10%)
20 gotas de aceite esencial de mandarina
20 gotas de aceite esencial de incienso o Palo Santo

Rociar alrededor del cuello dos o tres veces al día.
Si eliges usar aceite, mezcla en una botella de vidrio 50ml de aceite vehicular la mitad de gotas arriba mencionadas. Agita suavemente y aplica en masaje en brazos y pies.

✭ ✦ ✭ ✦ ✭ ✦ ✭ ✦ ✭

Para aliviar colitis
En un frasco de vidrio verter 50ml de aceite vegetal. Agregar
25 gotas de aceite esencial de lavanda
10 gotas de aceite esencial de Ylang ylang
5 gotas de aceite esencial de bergamota
5 gotas de aceite esencial de manzanilla

Mezclar y aplicar sobre el vientre, de preferencia conforme corre el intestino grueso, es decir, desde el pubis, recorrer el colon ascendente, luego el colon transverso debajo de las costillas y finalizar hacia abajo (habiendo dibujado una especie de herradura en todo el vientre), para terminar marcando el colon descendente. Aplicar dos veces al día.

★ ◆ ★ ◆ ★ ◆ ★ ◆ ★

Para artritis (masaje)
Verter en un frasco de vidrio:
10 gotas de aceite esencial de lavanda
8 gotas de aceite esencial de romero
6 gotas de aceite esencial de menta
6 gotas de aceite esencial de enebro
4 gotas de aceite esencial de Plai
1 cucharadita de aceite de semilla de chabacano (albaricoque) o semilla de uva
2 cucharadas de aceite rojo St. John's Wort (Pericón o Hipérico)
2 cucharadas de aceite de sésamo (ajonjolí) o almendras dulces
Mezclar perfectamente y aplicar sobre zonas inflamadas o de dolor 2 o 3 veces al día: dedos, muñecas, codos, hombros, rodillas, pies.

★ ◆ ★ ◆ ★ ◆ ★ ◆ ★

Para circulación deficiente
Verter en una botella de vidrio 20ml de aceite vegetal.
Agregar:
6 gotas de aceite esencial de ciprés
6 gotas de aceite esencial de limón
4 gotas de aceite esencial de bergamota
2 gotas de aceite esencial de jengibre
2 gotas de aceite esencial de geranio

Mezclar. Aplicar un poco sobre la espalda con movimientos hacia arriba, en dirección al corazón. Aplicar también en los brazos en dirección a los hombros.

✶ ✦ ✶ ✦ ✶ ✦ ✶ ✦ ✶

Cuatro fórmulas para aliviar dolores musculares

A) En un frasco de vidrio verter 2 cucharadas de aceite macerado de árnica y 1 cucharada de aceite de almendras dulces o de coco y agregar:
12 gotas de aceite esencial de lavanda
6 gotas de aceite esencial de romero
4 gotas de aceite esencial de davana
3 gotas de aceite esencial de menta

Mezclar y aplicar sobre las áreas de dolor y dar un masaje suave dos o tres veces al día.

B) En un frasco de vidrio verter 20ml de aceite vegetal de árnica y 10ml de aceite vegetal de mejorana (si no se tiene, usar aceite vegetal natural de almendras dulces, coco o sésamo). Agregar 5 gotas de aceite esencial de manzanilla, 5 gotas de aceite esencial de romero. 3 gotas de aceite esencial de ciprés y 3 gotas de aceite esencial de davana. Mezclar y aplicar sobre la zona de dolor.

C) Para aliviar contracturas musculares: En un frasco de vidrio verter 15ml de aceite vehicular y agregar 3 gotas de aceite esencial de alcaravea, 2 gotas de aceite esencial de manzanilla y 3 gotas de aceite esencial de lavanda. Mezclar. Aplicar sobre la contractura dos o tres veces al día.

D) En una cucharada de aceite vehicular añadir 6 gotas de aceite esencial de Plai. Dar masaje suave sobre áreas de dolor o inflamadas.

Es útil en dolores por caídas, esguinces y dolor de espalda y otros debidos al deporte.

✴ ✦ ✴ ✦ ✴ ✦ ✴ ✦ ✴

Fórmula para el crecimiento del cabello:
Añadir a 100ml de tu shampoo favorito: 5 gotas de aceite esencial de romero, más 5 gotas de aceite esencial de bergamota o incienso, y 5 gotas de aceite esencial de ylang ylang. Mezclar y aplicar al cabello mojado.
Nota: los aceites esenciales recomendados para nutrir el cabello son: bergamota, geranio, hinojo, incienso, jazmín, lavanda, limón, palmarosa, palo de rosa, tomero, salvia, sándalo, vetiver e Ylang ylang. Puedes elegir cada vez los que prefieras o se apliquen mejor a tu cabello.

✴ ✦ ✴ ✦ ✴ ✦ ✴ ✦ ✴

.Para fatiga mental: En un frasco de vidrio verter 20ml de aceite vegetal de rosa mosqueta o de prímula. Añadir 4 gotas de aceite esencial de romero, 4 gotas de aceite esencial de incienso, 4 gotas de aceite esencial de Palo Santo y 3 gotas de aceite esencial de Hemlock. Aplicar en la zona del diafragma (plexo solar) y en la base de la nuca. También puedes aspirar directamente del frasco, varias veces durante el día.

✴ ✦ ✴ ✦ ✴ ✦ ✴ ✦ ✴

Para el aliento (halitosis)
Esta fórmula no incluye aceites esenciales extraídos al vapor, pero obtendrás un poco de aceite esencial al masticar las semillas, y tiene el mismo efecto:
Mezclar en un recipiente:
1 cucharada de semillas de anís

1 cucharada de semillas de hinojo

1 cucharada de semillas de alcaravea

Masticar unas cuantas después de una comida abundante o muy especiada.

Otra opción es masticar las semillas de una cápsula de cardamomo (la cubierta blanca como de papel que contiene las semillas). Estas semillas las han utilizado durante siglos los pueblos árabes que acostumbran preparar un delicioso café concentrado. Las agregan al café junto con el azúcar. También puedes masticar un clavo de olor para refrescar tu aliento, en especial si comes platillos con ajo.

✻ ♦ ✻ ♦ ✻ ♦ ✻ ♦ ✻

Para fatiga matinal: En situaciones de fatiga o agotamiento matinales, preparar 2 gotas de picea negra (*Picea mariana)*, 2 de pino silvestre y 5 gotas de aceite vegetal para masajear la zona suprarrenal (encima de los riñones) por la mañana.

✻ ♦ ✻ ♦ ✻ ♦ ✻ ♦ ✻

Para desinflamar hemorroides

En 30ml de aceite vehicular verter 5 gotas de aceite esencial de albahaca, 6 gotas de aceite esencial de Ghandi root, 2 gotas de aceite esencial de ciprés y 2 gotas de aceite esencial de Helichrysum. Aplicar un poco sobre la zona inflamada dos veces al día.

✻ ♦ ✻ ♦ ✻ ♦ ✻ ♦ ✻

Para la limpieza de la boca, en buches, sin ingerir (para aliviar infecciones y combatir bacterias y virus):

Preparar dos tazas de infusión de ramas frescas de romero o salvia. Colar.

Agregar

2 gotas de aceite esencial de menta

2 gotas de aceite esencial de bergamota
1 gota de aceite esencial de árbol del té
Añadir una cucharadita de miel de abeja y gotas de jugo de limón
(opcional)
Mezclar bien. Verter en una botella de vidrio limpia. Agitar. Dejar
en la boca un sorbo y hacer un buche vigoroso y luego, escupir.
Repetir esta operación varias veces al día. Es mejor después de cepillar
los dientes. **Evitar tragar esta solución, es sólo para desinfectar.**

✷ ◆ ✷ ◆ ✷ ◆ ✷ ◆ ✷

Para problemas pariodentales
(Tengo experiencia en el uso de esta fórmula y recomiendo su
efectividad). En un frasco de vidrio verter 2 cucharadas de aceite de
oliva. Agregar 2 gotas de aceite esencial de clavo, 2 gotas de aceite
esencial de tomillo, 1 gota de aceite esencial de cisto y 1 gota de
aceite esencial de helichrysum. Mezclar bien, mojar la yema de un
dedo (índice) con esta fórmula y frotar las encías. Es excelente para
desinflamar y evitar que sangren.

Para garganta irritada, tos y resfrío: Esta fórmula es de Ron
Guba, experto aromatólogo (reside en Australia), quien la compartió
durante su primer curso en México "Mitos de la Aromaterapia".
-En un recipiente pequeño verter una cucharada de miel de abeja.
Agregar 1 gota de aceite esencial de clavo, 1 gota de aceite esencial
de canela, 1 gota de aceite esencial de árbol del té y una gota de
aceite esencial de tomillo. Incorporar perfectamente con ayuda de
un palillo o mondadientes y chupar lo que queda pegado a éste.
Repetir durante el día, usando siempre un palillo, tres o más veces.
Su sabor es fuerte al principio, pero es excelente para aliviar molestias
del catarro. La he usado en época de invierno y la he preparado para
familiares y amigos. Siempre da buen resultado.

✷ ◆ ✷ ◆ ✷ ◆ ✷ ◆ ✷

Para Psoriasis – En una cucharada de aceite de rosa mosqueta mezclar 1 gota de aceite esencial de nardo de Indias (espicanardo), 1 gota de aceite esencial de cedro y 1 gota de aceite esencial de manzanilla. Aplicar 3 veces al día sobre el área afectada.

✫ ✦ ✫ ✦ ✫ ✦ ✫ ✦ ✫

Para combatir problemas respiratorios (personas que sufren de asma, enfisema o algún tipo de infección):
Mezclar 2 gotas de aceite esencial de ravintsara y 2 gotas de aceite esencial de fragonia en una cucharada de aceite vegetal (almendras dulces, sésamo, girasol, etc.) y aplicar dando un masaje suave en el pecho y la espalda dos veces al día, en especial antes de dormir. Se pueden agregar también 2 gotas de aceite esencial de eucalipto.

✫ ✦ ✫ ✦ ✫ ✦ ✫ ✦ ✫

Otra sinergia para el sistema respiratorio (asma, bronquitis, catarro)
En un frasco de vidrio color ámbar (de preferencia) verter 100ml de aceite vegetal (almendras dulces, sésamo, coco). Agregar:
10 gotas de aceite esencial de eucalipto
20 gotas de aceite esencial de incienso
10 gotas de aceite esencial de mirra
20 gotas de aceite esencial de fragonia o ravensara
20 gotas de aceite esencial de bálsamo del Perú

Mezclar perfectamente y aplicar sobre el pecho y la espalda. También se puede dar un masaje en los pies.

✫ ✦ ✫ ✦ ✫ ✦ ✫ ✦ ✫

Para hidratar y suavizar la piel: 5 gotas de aceite esencial de geranio, 5 gotas de aceite esencial de limón, 5 gotas de aceite esencial de ciprés. Mezclar en 30ml de aceite vegetal (puede ser rosa mosqueta y aceite esencial de jojoba). No exponer al sol después de la aplicación. Usar después del baño humectando todo el cuerpo, menos la cara. El rostro requiere de fórmulas especiales para esa piel tan delicada.

✮ ♦ ✮ ♦ ✮ ♦ ✮ ♦ ✮ ♦ ✮

Para suavizar la piel de las manos y mantenerla limpia:
En un frasco o pomadera verter 100ml de crema líquida neutra o aceite macerado de caléndula o aceite de rosa mosqueta, agregar:

20 gotas de aceite esencial de palmarosa
10 gotas de aceite esencial de petitgrain
10 gotas de aceite esencial de elemí
10 gotas de aceite esencial de Helichrysum (Immortelle)
5 gotas de aceite esencial de benjuí

Mezclar perfectamente y aplicar en las manos para dar un masaje ligero. Aplicar dos veces al día.

✮ ♦ ✮ ♦ ✮ ♦ ✮ ♦ ✮

Para la auto confianza, estar centrados y para meditar
En un frasco de vidrio color ámbar verter 100ml de aceite vegetal de sésamo o almendras dulces y agregar:

20 gotas de aceite esencial de Ghandi Root (para sanación espiritual)
20 gotas de aceite esencial de Hemlock (para conexión con lo divino)
20 gotas de aceite esencial de Palo Santo (mantiene las energías aterrizadas y ayuda a la meditación)
20 gotas de aceite esencial de Incienso (ayuda a elevar el espíritu)
15 gotas de davana (aporta sensación de paz)

(En vez de Palo Santo se puede usar el aceite esencial de Rododendro que aterriza y ayuda a la meditación).
Aplicar un poco en la base del cráneo, en las sienes y en las muñecas.

✻ ✦ ✻ ✦ ✻ ✦ ✻ ✦ ✻

Usos del aceite esencial de Davana

- Aplicar una gota sobre una cicatriz dolorosa
- La davana alivia la congestión y facilita la respiración. Se recomienda este aceite para infecciones severas que pueden conducir a depósitos de moco y flema en el tracto respiratorio superior y los pulmones. Ayuda a respirar mejor cuando hay asma, bronquitis, tos, dolor de cabeza por problemas al respirar y espasmos respiratorios. Se pueden usar 2 gotas de aceite de davana mezcladas con una cucharadita de aceite vehicular, para dar un masaje suave en el pecho y en la espalda , además de usar un difusor para mejorar la respiración.
- Combate las infecciones de la piel al protegerla contra la aparición de acné, barros, espinillas e incluso estrías. Mezclar 2 gotas de davana en la crema de uso diario o en 1 ml de aceite de jojoba.

Dar un masaje corporal con 5 gotas de davana mezclada con una cucharada de aceite de almendras dulces. Relaja el sistema nervioso y aporta una sensación de paz.

✻ ✦ ✻ ✦ ✻ ✦ ✻ ✦ ✻

Usos del aceite esencial de Hoja de Guayaba

Para dolor de estómago por diarrea
En una pomadera verter 30gr de crema neutra
Agregar 8 gotas de aceite esencial de Hoja de Guayaba
4 gotas de aceite esencial de albahaca

4 gotas de aceite esencial de menta
Mezclar y aplicar sobre el vientre dos veces al día.

✫ ✦ ✫ ✦ ✫ ✦ ✫ ✦ ✫

Usos del aceite esencial de Melissa

Mezclar una cucharada de crema líquida neutra con tres gotas de Melissa y aplicar sobre llagas, fuegos que son resultado de fiebres altas, también sobre heridas que no cicatrizan o piquetes de insectos.

✫ ✦ ✫ ✦ ✫ ✦ ✫ ✦ ✫

o Aceite esencial de rosa - Tratamiento rejuvenecedor

o El aceite esencial de rosa 100% puro es excesivamente costoso, al igual que el aceite de jazmín. Es por ello que algunos distribuidores certificados ofrecen el aceite de rosas diluido al 10% para hacerlo más accesible. Dicho lo anterior, si tienes la suerte de poseer un frasco con aceite de rosas puro, cuídalo como la niña de tus ojos. Y úsalo, sí, úsalo siempre que lo necesites. No hay nada más delicioso.

Para dar brillo y vitalidad a la piel, aplicar en suave masaje corporal: En una botella de vidrio verter 30ml de aceite vegetal que puede ser (rosa mosqueta, jojoba o almendras dulces) Agregar 8 gotas de aceite esencial de rosa, 6 gotas de aceite esencial de incienso y 6 gotas de aceite esencial de lavanda. Mezclar bien y usar todos los días en suave masaje. Para hidratar antes la piel aplicar agua de neroli o hidrolato de rosas y luego esta mezcla de aceites.

Para quemaduras leves aplicar un poco de pomada a base de aceite esencial de rosa damascena (o agregar una o dos gotas de aceite esencial de rosa a una crema líquida neutra).

Para aliviar los dolores de cabeza y migrañas, masajear la frente, las sienes y la nuca con una o dos gotas de aceite esencial de rosa ligeramente diluido en cualquier aceite vegetal (o si ya viene diluido, usar así).

Para náuseas: Inhalar directamente del frasco el aceite esencial de rosas dos o tres veces al día (o cuando se necesite) haciendo respiraciones profundas

✫ ✦ ✫ ✦ ✫ ✦ ✫ ✦ ✫

Tratamiento antiarrugas con aceite esencial de Mirra - Diluir en 30ml de aceite vegetal (puede ser rosa mosqueta y germen de trigo o jojoba): 5 gotas de aceite esencial de mirra, 5 gotas de aceite esencial de incienso y 5 gotas de aceite esencial de lavanda. Mezclar perfectamente. Aplicar sobre el rostro todos los días. Se puede aplicar después del baño, para empezar el día con una sensación humectante o por las noches. En caso de tener hidrolato de rosas o de neroli, aplicarlo antes del aceite, para refrescar el cutis.

✫ ✦ ✫ ✦ ✫ ✦ ✫ ✦ ✫

Aceite de Rododendro – El uso de este aceite es relativamente nuevo, pero es de gran ayuda.

Para abrir las vías respiratorias (en catarro y bronquitis)
60 gr de Sal del Himalaya
5 gotas de aceite esencial de rododendro
4 gotas de aceite esencial de bergamota
3 gotas de aceite esencial de pino silvestre
Mezclar. Agregar una cucharada de esta preparación a una tina con agua caliente, meter los pies durante 15 minutos.

Crema para la fatiga (fórmula de Rebeca Ledersneider)
30gr de crema neutra
7 gotas de aceite esencial de rododendro
4 gotas de picea mariana
4 gotas de pino o yerbabuena
Mezclar con una pequeña espátula o palillo y aplicar un poco al interior del brazo, en el doblez del codo y en la nuca.

Fórmula suavizante para la cara (Rebeca Ledersneider)
10ml aceite vegetal de prímula rosa
5 ml aceite de argán
3 gotas aceite esencial elemí
2 gotas aceite esencial rosa Otto
Aplicar suavemente sobre el rostro limpio.

✷ ✦ ✷ ✦ ✷ ✦ ✷ ✦ ✷

Mezclas de Gabriel Mojay, aromatólogo inglés, especialista en medicina china. Gabriel, fue invitado por Amipa para el Primer Congreso Internacional de Aromaterapia en México. Es un gran amigo, quien compartió con nosotras su sabiduría respecto del masaje sobre puntos de los meridianos, para aliviar diversas alteraciones físicas y emocionales. He tomado algunas sinergias de su libro "Aromaterapia, para Sanar el Espíritu". Seguramente las encontrarás muy efectivas. En su libro, Gabriel solamente proporciona puntos de meridianos ya que es un experto en medicina china, y no menciona lugar específico en donde aplicar sus fórmulas. Sin embargo, me he permitido ofrecer indicaciones de zonas en donde estos aceites esenciales serán benéficos.

-Individuo nervioso y agotado: en 10ml de aceite vehicular (1 cucharada) agregar 3 gotas de aceite esencial de lavanda, 2 gotas de aceite esencial de neroli y 1 gota de aceite esencial de bergamota. Aplicar sobre la zona de suprarrenales y planta de los pies.

-Para cuando hay un trauma psicológico repentino: en 10 ml de aceite vehicular, agregar 3 gotas de aceite esencial de lavanda, 2 gotas de aceite esencial de incienso y 2 gotas de aceite esencial de espicanardo (nardo de Indias). Aplicar sobre la nuca y aspirar la preparación varias veces al día.

-Para la persona que se preocupa excesivamente por los demás: en 10ml de aceite vehicular agregar 3 gotas de aceite esencial de mejorana, 1 gota de aceite esencial de manzanilla y 1 gota de aceite esencial de palmarosa. Aplicar en pecho, chakra de corazón y plexo solar.

-Para fatiga mental obsesiva: en 10ml de aceite vehicular agregar 4 gotas de aceite esencial de sándalo y 2 gotas de aceite esencial de vetiver. Aplicar al interior de la muñeca, en el doblez de la mano dando un masaje suave en ese punto. También aspirar esta preparación varias veces al día.

-Para miedo repentino, especialmente por las noches: en 10ml de aceite vehicular añadir 2 gotas de aceite esencial de geranio, 2 gotas de aceite esencial de vetiver y 1 gota de aceite esencial de rosa. Aplicar sobre el plexo solar y región de suprarrenales dos o tres veces al día, sobre todo, antes de dormir.

-Para dispersar la hipocondría: En 10ml de aceite vehicular agregar 3 gotas de aceite esencial de lavanda y 3 gotas de aceite esencial de ciprés. Aplicar sobre las sienes al momento de dormir.

Para una persona olvidadiza – Mezclar 10ml de aceite vehicular con 3 gotas de aceite esencial de pino, 1 gota de aceite esencial de limón y 1 gota de aceite esencial de romero. Aplicar sobre la nuca y el pecho (zona del chakra de corazón). Una persona olvidadiza lleva una carga emocional basada en múltiples aflicciones, y esta sinergia le permite oxigenar mejor sus pulmones.

Para el individuo impaciente e intolerante: Mezclar 10ml de aceite vehicular con 3 gotas de aceite esencial de bergamota, 2 gotas de aceite esencial de lavanda y 1 gotas de aceite esencial de hierbabuena. Dar masaje sobre el punto 8 de Jin Shin, que también es el punto 14 del meridiano de vesícula.

Para una persona que es resistente al cambio: En 10ml de aceite vehicular mezclar 3 gotas de aceite esencial de ciprés, 2 gotas de aceite esencial de enebro, 1 gota de aceite esencial de benjuí. Dar masaje en el dedo meñique, al exterior de la mano, sobre la base que casi se une a la muñeca.

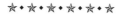

Fórmulas de Mónica Diana Romero quien nos aconseja guardar las mezclas de aceites esenciales en un frasco de vidrio color ámbar, verde o azul, bien tapado. Si las guardas en el refrigerador pueden durar hasta cinco años.

Fórmula 1 "La mágica" (La he llamado así porque se puede aplicar en todas las edades, desde bebés hasta adultos mayores.)
En un frasco de vidrio verter:
1 gota de aceite esencial de rosa (*Rosa damascena*)
2 gotas de Palo de rosa (*Aniba rosaedora*)
1 gota de Lavanda (*Lavandula angustifolia*)
1 gota de manzanilla de Marruecos o de Israel (*Ornemis mixta*) (Esta manzanilla pertenece a una flor de pétalos simples)
Añadir una cucharada de aceite de almendras dulces (10ml). Mezclar perfectamente.

Actúa en el sistema nervioso central SNC y en la epidermis. Tiene un efecto calmante, a la vez que actúa como regenerador de células epiteliales.

Aplicar en masaje suave, a lo largo de la columna vertebral, 3-4 veces al día, según la necesidad.

****

Fórmula 2 "Anímate al deporte"
5 gotas de aceite esencial de pino
3 gotas de aceite esencial de romero
1 gota de aceite esencial de menta
5 gotas de aceite esencial de lavanda
Mezclar en un frasco de vidrio junto con 10ml de aceite vegetal de jojoba.
Esta fórmula es relajante muscular, calmante y antiinflamatoria. Se puede aplicar varias veces al día en la zona de dolor o de estrés muscular, antes y después de realizar algún deporte o ejercicio. También, como sedante y calmante a lo largo de la columna vertebral.

****

Fórmula 3 "Rostro joven"
Mezclar: 1 gota de aceite esencial de Palo de Rosa *(Aniba roseadora)* y 3 gotas de rosa *(Rosa damascena)* – Agregar 5ml o un cucharadita de crema neutra orgánica. Aplicar por la noche, sobre el rostro, con pequeños golpeteos y masajes ascendentes suaves. Puede ser desde los hombros, cuello y cara.

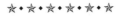

Los aceites vegetales (vehiculares) utilizados con más frecuencia son:

Almendras dulces (Prunus amygdalis var. Dulcis)
Albaricoque (Prunus armeniaca)
Algodón (semilla de) (Gossypium hirsutum)
Argán (Argana spinosa)

Avellana (Gevuina avellana/ Corylus avellana)
Aguacate (Persea americana Miller
Borraja (Borago officinalis)
Camelia (Camellia japónica)
Cáñamo (Cannabis sativa)
Cártamo (Carthamus tinctorius)
Coco (Cocos nucifera)
Germen de trigo (Triticum sativum)
Girasol (Helianthus annuus)
Hueso de melocotón o durazno (Prunus pérsica)
Jojoba (Simmondsia chinensis)
Maíz (Zea mays)
Manteca de Karité (Butyrospermum parkii)
Nuez de Kukui (Aleurites moluccana)
Nuez (del nogal, la más conocida) (Juglans regia)
Oliva (Olea europaea)
Onagra (Oenothera biennis)
Palma (Elaeis guineensis)
Ricino (Ricinus communis)
Rosa mosqueta (Rosa rubiginosa)
Sésamo (ajonjolí)(Sesamum indicum)
Tamanum (Callophyllum inophyllum)
Uva (semilla de) (Vitis vinífera)

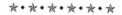

Aceites esenciales descritos en este libro (93 en total)

Abedul – *Betula alba*
Abeto balsámico – *Abies balsamea*
Abeto blanco – *Abies alba*
Abeto negro o Picea negra - *Picea mariana*
Ajedrea – *Satureja montana (Satureja hortensis)*
Albahaca - *Ocimum basilicum*

Albahaca Sagrada (Tulsi) – *Ocimum tenuiflorum*
Alcanfor – *Cinnamomum camphora*
Angélica – *Angelica archangelica*
Anís (semilla de) o anís verde - *Pimpinella anisum*
Anís Estrella – *Illicium verum*
Árbol del Té – *Melaleuca alternifolia*
Bálsamo del Perú (Tolu) *Myrocarpus fastigiatus* – *Miroxylon balsamum*
Benjuí – Styrax benzoin
Bergamota – *Citrus bergamia*
Cajeput – *Melaleuca cajeputi*
Canela – *Cinnamomum zeylanicum*
Cardamomo – *Elettaria cardamomum*
Cassia - *Cinnamomum cassia*
Cedro – *Cedrus atlantica*
Cedrón – *Aloysia triphylla (Lippia citriodora, Lippia tryphylla)*
Ciprés – *Cupressus sempervirens*
Cisto – *Cistus ladanifer* – *Otros nombres: Jara pringosa*
Citronella - *Cymbopogon nardus*
Clavo – *Syzygium aromaticum /Eugenia caryophyllata*
Copaiba – *Copaifera officinalis*
Copal Limón/ Linaloe mexicano – *Bursera glabrifolia*
Cúrcuma – *Curcuma longa*
Davana - *Artemisia pallans*
Elemi – *Canarium luzonicum*
Enebro – *Juniperus communis*
Eneldo – *Anethum graveolens*
Eucalipto alimonado – *Eucalyptus citriodora*
Eucalipto – *Eucalyptus globulus*
Fragonia - *Agonis fragrans*
Galanga – *Alpinia officinarum*
Gálbano – *Ferula galvaniflua /Ferula gummosa*
Geranio - *Pelargonium graveolens*
Ghandi Root - *Homalomena aromatica*

Helichrysum o Immortelle (Siempreviva*) - Helichrysum italicum*
Hemlock (Abeto o Tuya del Canadá) - *Tsuga canadensis*
Hierbabuena – *Mentha spicata*
Hierba de San Juan – *Hypericum perforatum* – (Hipérico)
Hinojo – *Foeniculum vulgare*
Hisopo – *Hyssopus officinalis*
Hoja de Guayaba - *Psidium guajava*
Incienso /Olibano) - *Boswellia carterii*
Jazmín – *Jazminum officinale*
Jengibre - *Zingiber officinale*
Lavanda – *Lavandula angustifolia*
Lemongrás - *Cymbopogon citratus*
Limón – *Citrus limón*
Litsea cubeba – *Litsea may chang*
Mandarina – *Citrus reticulata*
Manzanilla alemana – *Matricaria recutita* – *Chamomilla officinalis*
Manzanilla romana – *Chamaemelum nobile* – *Anthemis nobilis*
Mejorana – *Origanum majorana* -
Melissa (también conocida como Toronjil) – *Melissa officinalis*
Menta – *Mentha piperita*
Menta Bergamota / Menta limón - *Mentha citrata*
Milenrama - *Achillea millefolium*
Mirra – *Commiphora myrrha*
Mirto – *Myrtus communis*
Naranja dulce – *Citrus sinensis*
Nardo indico/Nardo espicanardo - *Nardostachys jatamamsi*
Neroli - Azahar o flor de naranja – *Citrus auriantum var. Amara*
Nuez moscada – *Myristica fragans*
Opopanax (CS) – *Commiphora guidotti*
Orégano - *Origanum vulgare*
Pachuli o Pachulí – *Pogostemon cablin*
Palmarosa – *Cymbopogon martinii*
Palo de Rosa – *Aniba rosaedora*
Palo Santo – *Bursera graveolens*

Petitgrain – *Citrus aurantium subsp. Amara*
Pimienta negra - *Piper nigrum*
Pino – *Pinus sylvestris*
Plai - *Zingiber cassumunar*
Ravensara - *Ravensara aromatica*
Ravintsara - *Cinnamomum camphora*
Rododendro – *Rhododrendon anthopogon*
Romero – *Rosmarinus officinalis*
Rosa - *Rosa damascena* – *Rosa otto*
Rosalina - *Melaleuca ericifolia*
Salvia esclarea – *Salvia sclarea*
Sándalo – *Santalum álbum*
Saro - *Cinnamosma fragrans*
Sitka - *Picea sitchensis*
Sugandha kokila – *Cinnamomum glaucescens*
Tomillo – *Thymus vulgaris*
Toronja (Pomelo) – *Citrus paradisi*
Vetiver – *Vetiveria zizanoides*
Wintergreen – *Gaultheria procumbens*
Ylang ylang – *Cananga odorata*

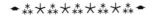

Bibliografía

- -Dr. Daniel Pénoël *L'Aromathérapie Exactement -*

- Dr. Bruce Berkowsky, *Spiritual PhytoEssencing* – Essential Oils and the Cancer Miasm,

-Robert Tisserand – *El Arte de la Aromaterapia*

-Michael Scholes – *A Course in Aromatherapy* y Aromatherapy, Answers to the most commonly asked questions.

-Prof. Enrique Sanz Bascuñana, *"Cúrese con la Aromaterapia"* y *Aromaterapia Sagrada*

-Gabriel Mojay – *"Sanar el Espíritu"*

-Shirley Price – *Aromaterapia Práctica*

-Jeanne Rose *The World of Aromatherapy* y *The Aromatherapy Book*

-Jane Buckle – *Clinical Aromatherapy in Nursing* y *Clinical Aromatherapy Essential Oils in Practice*

-Nelly Grosjean – *Veterinary Aromatherapy*

-Chrissie Wildwood – *The Encyclopedia of Aromatherapy*

-Kathi Keville & Mindy Green – *Aromatherapy, A Complete Guide to the Healing Art*

-Mónica Diana Romero Márquez – *"Plantas Aromáticas, Tratado de Aromaterapia Científica"*

-Valerie Gennari Cooksley – *"Aromatherapy, A Lifetime Guide to Healing with Essential Oils"*

-Michael Scholes – Resumen de sus conferencias sobre Aromaterapia

-Suzanne Catty – *Hydrosols, T he Next Aromatherapy*

-Julia Lawless, "The Illustrated Encyclopedia of Essential Oils", "Aromatherapy and The Mind"

-Información recopilada a partir de enciclopedias.

Finis

Printed in the United States
By Bookmasters